AF522931

THOMAS LEHMANN

METHYLENBLAU

für Einsteiger

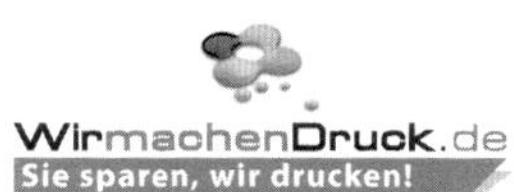

Email: info@edition-jt.de

www.edition-jt.de

JT Handels UG

Berumer Str. 44

26844 Jemgum

Inhalt

Vorwort

Vielleicht ist Ihnen der Begriff „Methylenblau“ bereits begegnet. Schon seit längerem ist die blaue Substanz für viele Menschen von Interesse, besonders, wenn es darum geht, das Beste aus dem eigenen Körper und dem Geist herauszuholen, um alle ablaufenden Prozesse zu optimieren. Es wird vor allem als Nootropikum eingesetzt, was bedeutet, dass die Gehirnfunktion, wie beispielsweise das Lernen, das Denken und allgemein die Gedächtnisleistung, verbessert wird. In diesem Praxisbuch wird der Ursprung, der fast 150 Jahre zurückliegt, bis hin zur Verwendung von Methylenblau vorgestellt. Wir gehen auf die vielfältigen Einsatzmöglichkeiten von Methylenblau ein und Sie erhalten zudem wertvolle Informationen und Ratschläge darüber.

Methylenblau erwies sich als Wirkstoff in den letzten Jahren als äußerst vielseitig und vielversprechend, da es zur Vorbeugung und Behandlung verschiedener Erkrankungen eingesetzt werden kann. Von der Neuromedizin über die Onkologie bis hin zur Infektionskontrolle findet Methylenblau viele Anwendungsmöglichkeiten. Sie erhalten in diesem Ratgeber ein umfangreiches Wissen über das blaue Wundermittel und tauchen tief in die Geschichte sowie in die verschiedenen Verwendungsmöglichkeiten von Methylenblau ein. Wir erläutern die Wissenschaft hinter seiner Verwendung, welche verschiedenen Möglichkeiten Methylenblau sowohl in der Medizin als auch in der Forschung bietet, und geben Ihnen praktische Ratschläge zur richtigen Verwendung und Dosierung, damit Sie diese ganz nach Ihren individuellen Bedürfnissen vornehmen können. Im weiteren Verlauf geht es um die Sicherheitsmaßnahmen und darum, was es bei der Anwendung zu beachten gilt. Neben den Wechselwirkungen mit Medikamenten und den möglichen Nebenwirkungen, die auftreten können, geht es auch um die richtige Handhabung und korrekte Lagerung. Das abschließende Kapitel gibt Ihnen einen Überblick über die Prävention, also die Vorbeugung, mithilfe von Methylenblau in seiner Anwendung. Sie erfahren, welche präventiven Möglichkeiten gegeben sind und wie Sie das blaue Mittelchen sowohl in Ihre vorbeugende Routine als auch in Ihren Alltag integrieren können. Ganz egal, ob Sie nach Maßnahmen zur Krankheitsprävention suchen oder einfach mehr über die umfassenden Vorteile von Methylenblau erfahren möchten, dieser Ratgeber wird Ihnen alles an die Hand geben, damit Sie Ihr Wissen über diesen faszinierenden blauen Farbstoff erweitern und Sie daraufhin eine sichere Anwendung vornehmen können.

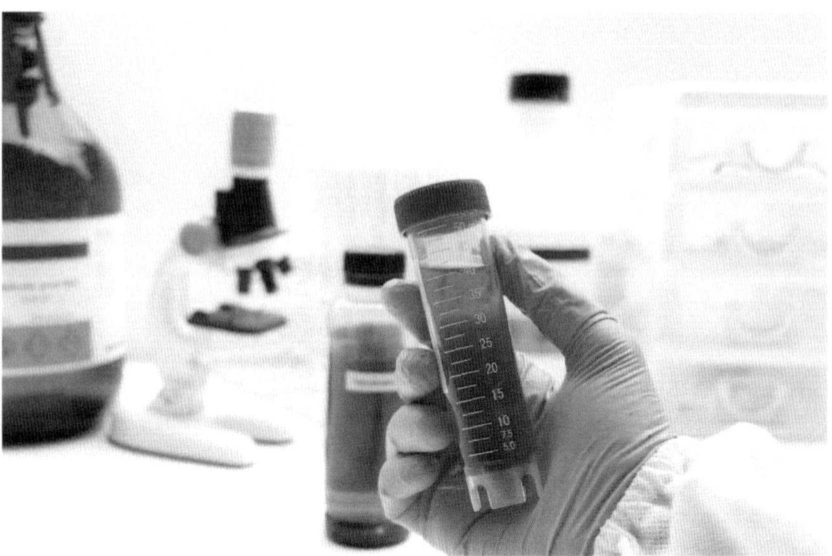

Dieser Ratgeber richtet sich an alle, die an Methylenblau interessiert sind und mithilfe des notwendigen Basiswissens jegliche Beschwerden selbstständig behandeln können. Es ist jedoch anzuraten, diesen Ratgeber zuerst bis zum Schluss durchzulesen, denn dann haben Sie mit Methylenblau eine tolle Möglichkeit und ein großartiges Mittel, Beschwerden und Krankheiten effektiv und schmerzfrei zu lindern, aber auch zu heilen.

Hinweis: In diesem Buch finden Sie an verschiedenen Stellen QR-Codes, die Sie zu Audiodateien führen. Falls Sie keine Möglichkeit haben, diese zu scannen, können Sie alle Dateien auch über diesen Link finden:
https://bit.ly/3ZxX5ls

Einführung in Methylenblau

Methylenblau ist ein kostengünstiger und blauer Farbstoff, der im 19. Jahrhundert von Wissenschaftlern für den Einsatz in der Textilindustrie entwickelt wurde. Bald stellte sich heraus, dass es sich bei Methylenblau nicht nur um einen hellblauen Farbstoff für Stoffe handelte, sondern dass dieser auch in wissenschaftlichen und medizinischen Laboren verwendet werden konnte. Als Mittel zum Färben kann es Wissenschaftlern dabei helfen, verschiedene Bakterien, Parasiten, Hefen und andere Mikroorganismen unter einem Mikroskop sichtbar zu machen. Sobald den Mikroorganismen auf einem Objektträger das Methylenblau hinzugefügt wird, können innere Strukturen und kleine Organellen, also die kleinen Bestandteile innerhalb einer Zelle, deutlich hervortreten und für die Wissenschaftler um einiges besser sichtbar werden. Es ist erwähnenswert, dass Methylenblau ein bewährter Farbstoff ist, der immer noch in Laboren auf der ganzen Welt verwendet wird. Doch der weltweite Nutzen der Wissenschaft geht weit über den Einsatz in der Mikroskopie hinaus. Die neun größten Vorzüge von Methylenblau sind demnach:

- Gegenmittel bei Vergiftungen mit Chemikalien und Überdosierungen
- das womöglich beste Malaria-Heilmittel
- Kampfstoff gegen Viren
- hilfreich bei Alzheimer und Parkinson
- Kraftpaket für kognitive Fähigkeiten und Gehirngesundheit
- wunderbar bei Depressionen
- ein Hoffnungsträger bei Autismus
- sehr gutes Schmerzmittel
- sehr gut als Unterstützung bei Krebs

Ein Antidot bei chemischen Verbindungen

Den meisten Menschen ist heute nicht bewusst, dass Methylenblau nach einer Überdosis Arzneimittel oder Drogen, nach dem Verzehr von Zahnpasta, die heimtückisches Fluorid enthält, oder nach dem Verzehr von giftigen Pilzen die erste Hilfe bei solchen Notfällen darstellt. Tatsächlich ist Methylenblau ein wirksames Gegenmittel, also ein sogenanntes Antidot gegen die meisten chemischen Vergiftungen. Krankenhäuser verwenden außerdem zu diesem Zweck auch Aktivkohle und Natriumbikarbonat, auch als Backpulver bekannt.

Von Malaria binnen 48 Stunden wieder geheilt

Methylenblau war das erste Malariamittel, das für medizinische Zwecke eingesetzt wurde, und erfreute sich im späten 19. und frühen 20. Jahrhundert großer Beliebtheit. Malaria in jeglicher Form wurde erfolgreich geheilt. Es bekämpft den Parasiten *Plasmodium falciparum*, der Malaria verursacht, sowie alle Formen arzneimittelresistenter Krankheiten. Methylenblau wird inzwischen zunehmend durch Malariamedikamente ersetzt und geriet dadurch für eine Weile in Vergessenheit. Allerdings haben aktuelle Forschungen zu Methylenblau gegen Malaria gezeigt, dass es möglicherweise das wirksamste Medikament ist, das jemals entwickelt wurde.

Die Viren sind chancenlos

Neue Forschungsberichte deuten darauf hin, dass Methylenblau gegen viele Viren eingesetzt werden kann. Am vielversprechendsten ist vielleicht die enorme Steigerung der antibakteriellen Wirksamkeit von Methylenblau in Kombination mit einer Lichttherapie. Wie sich herausstellt, ist die Kombination von Methylenblau mit bestimmten Wellenlängen des roten und infraroten Spektrums für alle Arten schädlicher Krankheitserreger und Mikroorganismen noch gefährlicher. Genannt wird diese Therapie *photodynamische Therapie*, auf welche im Kapitel **„1.3 Anwendungsgebiete in Medizin und Forschung“** noch genauer eingegangen wird.

Ein Paket voller Kraft für das Gehirn

Wir haben alle einmal diese Tage, an denen wir das Gefühl haben, unser Gehirn sei langsamer, unkonzentriert und verschwommen. Methylenblau kann die Gehirn- und kognitiven Funktionen verbessern, einschließlich der Parameter Gedächtniswiederherstellung, Aufmerksamkeit und emotionale Kontrolle, was durch eine wachsende Zahl von Beweisen gestützt wird.

Egal, ob Sie produktiver und emotional stabiler in Ihren Beziehungen sein oder Ihr Gedächtnis für Namen, Zahlen, Daten und Ereignisse verbessern möchten, Methylenblau als orale Einnahme könnte ein potenzieller Wendepunkt für Sie sein.

Depressionen adé

Depressionen gehören in der heutigen Zeit leider zu den Volkskrankheiten und die Zahl wächst immer weiter. Da derzeit verfügbare Medikamente häufig schwerwiegende und manchmal lebensbedrohliche Nebenwirkungen haben, ist das Bedürfnis umso größer, sichere und wirksame Behandlungen für die zugrunde liegenden Ursachen der Krankheit zu entwickeln.

Aktuelle Studien haben gezeigt, dass eine Einzeldosis Methylenblau bei manchen Menschen depressive Symptome vollständig beseitigen kann. Wenn soziale Interaktion vermieden wird, aber für die Genesung von Depressionen notwendig ist, kann Methylenblau als eine Art Zwischenschritt eingesetzt werden, bis die Betroffenen wieder in der Lage sind, ihr Verhalten dauerhaft zu ändern und sich sozial zu beteiligen.

Energie wird hocheffizient gespeichert

Eine überraschende, aber aufregende Entdeckung aus der Methylenblau-Forschung ist seine bemerkenswerte Fähigkeit, Energie zu speichern und sie dann bei Bedarf freizusetzen. Diese Eigenschaften machen den Farbstoff ideal für eine effiziente Energiespeicherung und Forscher haben einen solchen Energiespeicher entwickelt: eine *Redox-Flow-Batterie*.

Interessanterweise arbeitet die Methylenblau-Batterie mit nahezu perfekter Leistung. Im Vergleich zu Batterien, die Sie in Ihrem örtlichen Geschäft kaufen können, sind Methylenblaubatterien umweltfreundlicher, effizienter und viel kostengünstiger in der Herstellung. Die herausragende Leistung und die Schadstofffreiheit dieser Batterien könnten die Energiespeicherung und -verteilung revolutionieren.

Alzheimer und Demenz kann vergessen werden

Die Realität ist, dass derzeit wahrscheinlich Millionen von Menschen an Demenz leiden und irgendwann das Vergessen vorherrschen wird. Verwandte solcher Menschen kompensieren den Gedächtnisverlust, indem sie ihre ganze Zeit mit ihnen verbringen. Was würde es für die Gesellschaft bedeuten, wenn wir dieses Leid lindern und den Bedarf an dauerhafter Pflege verringern könnten?

Jüngste Studien haben gezeigt, dass Methylenblau die Merkmale der Gehirnalterung bei Krankheiten wie Alzheimer und Parkinson erheblich beeinflussen kann. Gemeinsam haben diese Erkrankungen die mitochondriale Dysfunktion und die Wiederherstellung eines gestörten Zellstoffwechsels und somit eine Spezialität von Methylenblau.

Stellen Sie sich eine bessere Lebensqualität vor – für Einzelpersonen, Familien und Gemeinschaften –, wenn Menschen mit Demenz sich plötzlich an die Gesichter ihrer Lieben erinnern und ihre Unabhängigkeit wiedererlangen können. Im Kapitel **„3.2 Neurologische Anwendungen"** werden wir noch tiefer in dieses Thema eintauchen und das Methylenblau als Wundermittel für Demenz erläutern.

Exkurs: Mitochondrien und mitochondriale Dysfunktion

Mitochondrien sind die Energiekraftwerke der Zelle und haben etwa die Größe eines durchschnittlichen Bakteriums. Ihre Lebensdauer beträgt etwa 20 Tage. Mitochondrien wandeln verschiedene Nährstoffe während der Zellatmung in Energie namens ATP (Adenosintriphosphat) um und versorgen den Körper so mit Treibstoff für alle anderen Prozesse. Ohne diese wertvollen Organellen ist es dem Menschen schlichtweg unmöglich, zu überleben. Hunderte bis Tausende davon gibt es von den Mitochondrien in allen Zellen außer in den roten Blutkörperchen, denn hier benötigt Hämoglobin mehr Platz. Je aktiver und energieverbrauchender eine Zelle ist, desto mehr Mitochondrien hat sie. Beispielsweise machen die kleinen runden bis länglichen Teilchen, die besonders reich an Enzymen, Proteinen und Lipiden sind, 36 % des Myokardgewichts, also des Gewichts des Herzmuskels, aus. Sie sind von einer Doppelmembran umgeben, deren Aufbau dem einer Zellmembran ähnelt. Aus der Innenschicht der Membran falten sich verschiedene Röhren oder Lamellen ab, die das Innere der Zellorganellen auf vielfache Weise untergliedern. Sie verfügen über eine eigene DNA, also ein eigenes Erbgut, welches zudem sehr anfällig für Störungen ist, da sie nicht wie die DNA normaler Zellen durch eine Hülle geschützt ist. Je nach Ausmaß können viele unterschiedliche schädliche Faktoren die Mitochondrien angreifen und schwächen, sodass sie ihre lebenswichtige Aufgabe der Energiebereitstellung nicht mehr optimal erfüllen können. Dieser heimtückische Prozess ist die „mitochondriale Dysfunktion".

- Chronischer Stress in jeglicher Form,
- Belastung durch Toxine und Umweltgifte wie Schwermetalle, Pestizide, Insektizide und andere Chemikalien,
- Mangelernährung,
- Nikotin,
- Alkohol,
- Drogen,
- Betäubungsmittel,
- Konservierungsstoffe und
- chronische Entzündungen

sind verschiedene Faktoren, die zu einer mitochondrialen Dysfunktion führen können. Es ist zu beachten, dass in der Regel nur das gleichzeitige Zusammentreffen verschiedener Faktoren im Laufe der Zeit günstige Bedingungen für den allmählichen Prozess der mitochondrialen Dysfunktion schafft.

Krebszellen werden gezielt gesucht

Eine der bemerkenswertesten Eigenschaften von Methylenblau ist, dass es auf die Zellen wirkt, die es am meisten benötigen. Alle Zellen, die von einer hocheffizienten Form des Energiestoffwechsels, der sogenannten oxidativen Phosphorylierung, abweichen, einschließlich der Krebszellen, werden selektiv Methylenblau ausgesetzt und ihre ursprünglich gesunde Funktion wird dadurch wiederhergestellt. Das heißt, je schwerwiegender der Patient erkrankt ist, desto wirksamer und tiefgreifender ist die Behandlung mit Methylenblau.

Die Behandlung von Krebs mit Methylenblau wurde ausführlicher untersucht, als allgemein angenommen wird, und wir werden auf diese faszinierenden Ergebnisse im Detail in Kapitel **„1.3 Anwendungsgebiete in Medizin und Forschung"** eingehen.

Die lieben Vierbeiner

Obwohl Methylenblau nicht speziell für die Verwendung in der Veterinärmedizin zugelassen ist, wird es von Tierärzten häufig zur Behandlung von Methämoglobinämie und anderen chemischen Vergiftungen bei vielen Tierarten eingesetzt. Über Methämoglobinämie erfahren Sie mehr im Kapitel **„3.1 Methämoglobinämie-Behandlung"**.

Auch Fische sind gesund

Methylenblau wird von Fischliebhabern und Züchtern häufig als Mittel zur Erhaltung der Gesundheit von Fischbeständen und aquatischen Ökosystemen eingesetzt. Methylenblau gilt als sicheres Desinfektionsmittel für Gewässer und ist sehr wirksam gegen Pilze und Parasiten. Es wird auch zur Behandlung von Fischeiern verwendet, um ein übermäßiges Wachstum von Pilzen zu verhindern.

Jeder, der jemals ein Aquarium besessen hat, weiß, wie fragil diese Ökosysteme sind: ein Beweis für die Sicherheit von Methylenblau. Es kann auch zur Behandlung bestimmter Krankheiten bei Fischen eingesetzt werden, wie beispielsweise bei Nitrit- und Ammoniakvergiftungen, bei Problemen mit der Schwimmblase und bei allgemeinem Stress, unter dem Fische leiden können.

Geschichte und Entdeckung

Einer der frühesten biologischen Farbstoffe, die jemals hergestellt wurden, ist Methylenblau. Der Forschungsdirektor Heinrich Caro (1834–1910), der im weltgrößten Chemieunternehmen BASF, bei der Anilin- und Sodafabrik in Ludwigshafen, tätig war, synthetisierte dieses reine Blau erstmals im Jahr 1876, um für die Textilindustrie Wolle zu färben. Durch seine Versuche, ein neues Zwischenprodukt herzustellen, gelang es ihm, dieses blaue Färbemittel, das Methylenblau, herzustellen. Bereits nach einem Jahr erhielt die BASF das erste deutsche Patent für einen harzbasierten Methylenblau-Farbstoff.

Die medizinische Forschung stellte unterdessen schnell fest, dass das Färben von Stoffen nicht die einzige Verwendungsart von Methylenblau ist, sondern dieses weitaus umfangreicher genutzt werden kann. Man kann also sagen, dass die blaue Substanz buchstäblich auf die Medizin abfärbte.

Im Jahr 1880 verwendete der Mikrobiologe Robert Koch (1843–1910) Methylenblau, um Zellen und Mikroorganismen anzufärben, damit sie unter dem Mikroskop besser sichtbar waren. Die Methylenblau-Färbung half unter dem Mikroskop, tote Zellen von lebenden Zellen zu unterscheiden. Auch intrazelluläre Elemente können besser untersucht werden, da Methylenblau ihre anatomische Struktur hervorhebt. Robert Koch begann, mit Methylenblau Tuberkulosebakterien anzufärben, um die Krankheit Tuberkulose besser zu verstehen. Auch ein polnischer Pathologe namens Czesław Chęczyński nutzte es, um Malariaerreger anzufärben, da auch er diese Krankheit besser verstehen wollte. Der deutsche Arzt und Nobelpreisträger Paul Ehrlich (1854–1915) stellte sogar fest, dass Methylenblau die Erreger nicht nur verfärben, sondern auch töten kann. So veröffentlichte Ehrlich im Jahr 1891 eine Studie über zwei Malariapatienten, die wohl mithilfe von Methylenblau wieder gesund wurden. Somit hat die Behandlung von Malaria dem blauen Wundermittel die Ehre eingebracht, das erste Arzneimittel der Geschichte zu sein.

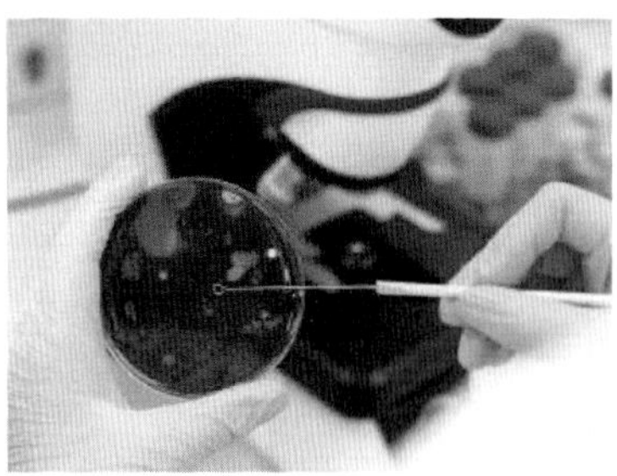

Als Paul Ehrlich in seinem Labor Methylenblau untersuchte, bemerkte er, dass es sich bei der Injektion bei Tieren schnell im Gehirn anreichert. Dies verleiht dem Medikament ein großes Potenzial bei der Behandlung von Hirnerkrankungen.

Im späten 19. Jahrhundert war Methylenblau eines der ersten Medikamente zur Behandlung psychischer Störungen. In den 1980er Jahren konzentrierte sich die Forschung auf seinen Einsatz bei bipolaren Störungen. Seitdem wurde sein potenzieller Einsatz bei der Behandlung von Demenz und anderen neurodegenerativen Erkrankungen untersucht.

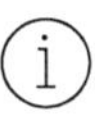

Definition Neurodegenerative Erkrankungen:

Neurodegenerative Erkrankungen sind vor allem durch das altersbedingte Absterben von Nervenzellen im Gehirn gekennzeichnet. Dies führt häufig zu Demenz und Bewegungsstörungen wie Parkinson. In den meisten Fällen sind ältere Menschen von diesen Erkrankungen betroffen und in Deutschland nimmt der Anteil älterer Menschen an der Bevölkerung stetig zu. Da, wie bereits erwähnt, neurodegenerative Erkrankungen eng mit dem Alterungsprozess zusammenhängen, gelten sie als eine der wichtigsten Herausforderungen für die Medizin. Experten schätzen, dass rund 1,5 Millionen Deutsche an Demenz und etwa 300.000 Menschen an der Parkinson-Krankheit leiden.

Die erstaunliche Kompetenz von Methylenblau, erkranktes Körpergewebe gezielt zu beeinflussen, ist eine weitere Beobachtung von Paul Ehrlich. Während auch gesundes Gewebe davon profitieren kann, ziehen jedoch als Allererstes die Zellen mit den am stärksten gestörten Stoffwechselvorgängen ihren Nutzen und erfahren Unterstützung. Ehrlich prägte durch seine vielen Forschungen zu Methylenblau den noch heute verwendeten Begriff „Zaubermittel“.

Chemische Struktur und Eigenschaften

Bei dem reinen basischen Farbstoff Methylenblau mit seinen antiseptischen Eigenschaften handelt es sich um ein *Phenothiazin*-Derivat und es ist in seiner reinen Form ein dunkelgrünes Pulver mit einem kupferfarbenen Glanz oder es sind dunkelgrüne Kristalle mit bronzefarbenem Glanz. Sobald Methylenblau in einer wässrigen Lösung befindlich ist, hat es die Farbe Blau.

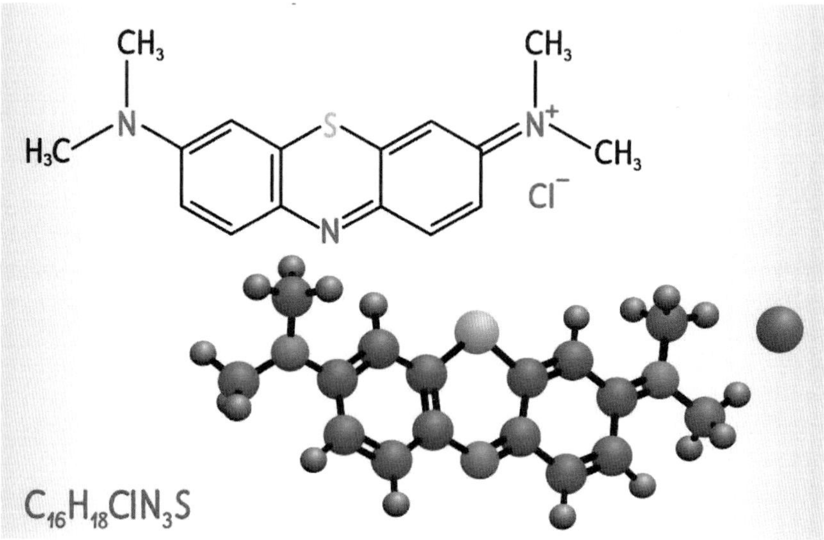

ⓘ

Definition Phenothiazine:

Phenothiazine sind eine Arzneimittelklasse mit einer klaren chemischen Struktur, die dem ersten entdeckten Neuroleptikum Chlorpromazin ähnelt. Alle diese Stoffe besitzen ein nahezu räumlich flaches Dreiringsystem, genau genommen wird dieses System Phenothiazin genannt.

In der Pharmakologie werden daraus durch Modifikation einzelner Molekülteile (meist durch Substitution) gewonnene Derivate einfach Phenothiazine genannt.

Methylenblau dient als *Redoxindikator* und ist ein guter Dehydrierer, der in Gegenwart von Platin Alkohole zu *Aldehyden* oxidiert. Die Lösung wird dabei farblos. Ähnlich wie das Chemieexperiment „Blue-Bottle“ kann dieses Experiment auch mit atmosphärischer Glukose und Sauerstoff durchgeführt werden.

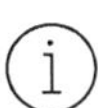

Definition Redoxindikator:

Damit Sie diesen Begriff besser verstehen, ist es wichtig, den Terminus „Indikator“ zunächst genauer zu definieren:

Indikator kommt vom lateinischen Wort „indicare“ und kann mit „anzeigen“ übersetzt werden. Der Indikator kann also als eine Art Werkzeug verwendet werden, sodass Informationen über etwas anderes angezeigt werden können. Indikatoren werden beispielsweise überwiegend in der Chemie eingesetzt und dienen somit der Bestimmung von Zuständen. Sie werden meist als Lösungen zur Beobachtung chemischer Reaktionen eingesetzt, dabei wird die Änderung eines Zustands bei dieser Reaktion oft durch eine Änderung der Farbe eines Indikators angezeigt.

Redoxindikatoren bestimmen den Gehalt an Oxidations- und Reduktionsmitteln. Der Begriff *Redoxindikator* bedeutet dabei, dass es sich um ein reversibles Redoxsystem handelt (das heißt, dass der Farbumschlag beliebig oft umkehrbar ist) und dass er eine unterschiedliche Färbung der reduzierten und oxidierten Form aufweist. Es gibt zweifarbige Indikatoren vom Typ Ferroin (Rot-Grün-Farbwechsel) und einfarbige Indikatoren wie Methylenblau (blauer Farbwechsel – farblos).

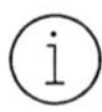

Definition Aldehyde:

Chemische und reaktive Verbindungen, die als Aldehyde bekannt sind, haben eine endständige *Carbonylgruppe* – genauer gesagt eine Aldehydgruppe oder CHO (Kohlenstoff, Wasserstoff und Sauerstoff) – als funktionelle Gruppe. Viele Aldehyde, Derivate von Alkanen, also einfach gesättigte Kohlenwasserstoffe, bilden die *homologe Reihe* von Alkanen.

Der Name „Aldehyd" ist eine Abkürzung des ersten Teils des lateinischen Begriffs „alcool(us) de Hydrogenatus", was „wasserfreier Alkohol" oder „aus Wasserstoff entfernter Alkohol" bedeutet.

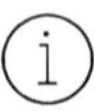

Definition Carbonylgruppe:

Die Carbonylgruppe, auch CO-Gruppe genannt, ist Bestandteil vieler organischer chemischer Verbindungen. Sie zeichnet sich dadurch aus, dass ein Kohlenstoffatom (Carbonylkohlenstoff) ein Sauerstoffatom mit einer Doppelbindung (Sauerstoffcarbonyl) enthält. Wenn ein Molekül eine Carbonylgruppe enthält, wird es auch als Carbonylverbindung bezeichnet.

Definition homologe Reihe:

Die homologe Reihe ist eine Folge von Stoffen, die durch eine allgemeine Summenformel dargestellt werden kann und bei der der Stoff dieser Folge aus dem vorherigen Stoff durch „Bindung" eines weiteren „Kettenglieds" entsteht.

Die Summenformel von Methylenblau lautet C16H18ClN3S und die molekulare Masse beträgt 319,9 g/mol, dabei bedeutet „mol" die Basiseinheit der Stoffmenge, bestehend aus den Einzelteilchen, wie beispielsweise Ionen, Atomen und Molekülen. Die Löslichkeit in Wasser ist gut und liegt bei 50 g/l bei 20 Grad Celsius, während Methylenblau in Ethanol schlecht löslich ist und bei 10 g/l bei 20 Grad Celsius liegt.

 **Exkurs: Blue-Bottle-Experiment**

In diesem Experiment verwandelt sich eine blaue Lösung von Methylenblau auf magische Weise in einen farblosen Alkohol und wird dann durch Schütteln wieder blau. Natürlich gibt es hier keine Magie. Ein wenig Chemiewissen reicht aus, um dieses erstaunliche Phänomen zu erklären.

Wie es funktioniert:

Methylenblau ist eine kristalline Substanz, die beim Auflösen in Wasser eine blaue Flüssigkeit bildet. Wenn diesem Wasser Zucker zugesetzt wird, reagiert dieser mit Methylenblau und verfärbt die Lösung. Wenn wir dann die farblose Flüssigkeit schütteln, reagiert das Methylenblau mit dem beim Schütteln absorbierten Sauerstoff und die blaue Farbe wird wiederhergestellt. Die Farbänderung erfolgt, weil Methylenblau in zwei Formen vorliegt. Die erste ist die reduzierte, farblose Form, die zweite ist die oxidierte Form, die eine klassische blaue Farbe hat. Der Wechsel zwischen der oxidierten und der reduzierten Form macht Methylenblau zu einem Redoxmittel.

In diesem Experiment kann der Übergang von einer farbigen Flüssigkeit zu einer klaren Flüssigkeit mehrmals wiederholt werden, bis der gesamte Sauerstoff oder die gesamte Glukose in der Flasche aufgebraucht ist.

Das benötigen Sie:

- Glukose
- 1-prozentige Methylenblau-Lösung
- Kaliumhydroxid
- destilliertes Wasser
- eine verschließbare Flasche mit 500 ml Fassungsvermögen
- einen Messbecher mit 500 ml Fassungsvermögen
- eine digitale Präzisionswaage

Vorbereitung:

- Im ersten Schritt nehmen Sie sich Ihre 500 ml Flasche und gießen 300 ml destilliertes Wasser hinein.

- Fügen Sie dem Wasser 8 Gramm Kaliumhydroxid hinzu und verrühren Sie es so lange, bis es sich aufgelöst hat.

- Geben Sie anschließend 10 Gramm Glukose und ein paar Tropfen Methylenblau in die Flasche und füllen Sie es bis zur 500-ml-Marke mit Wasser auf.

- Schließen Sie die Flasche und vermischen Sie alles durch leichtes Schwenken.

Verfahren:

Sobald die Lösung zubereitet ist, kann sie in eine Wasserflasche oder in eine 500-ml-Flasche gegossen und mit einem Schraubverschluss verschlossen werden. Dann drehen Sie die Flasche um und lassen sie einige Minuten ruhen, bis die Lösung klar wird. Jetzt können Sie mit der Zauberei beginnen. Schütteln Sie die Flasche vorsichtig und beobachten Sie, wie sich das Wasser blau verfärbt. Wenn Sie Ihre Flasche nun wieder abstellen und kurz warten, entfärbt sich die Flüssigkeit wieder und Sie können von Neuem schütteln. Dies können Sie etwa 15 Minuten lang durchführen.

Entsorgung:

Am Ende des Experiments können Sie die Lösung mit einem guten Gefühl, etwas Gutes für das Wasser getan zu haben, in den Abfluss schütten. Das Blue-Bottle-Experiment ist einfach und zeitlos. Jeder kann dies tun, um die reduzierenden und oxidierenden Eigenschaften von Methylenblau zu veranschaulichen oder Kinder für wissenschaftliche Experimente zu begeistern.

Anwendungsgebiete in Medizin und Forschung

Methylenblau ist ein weit verbreiteter Farbstoff in der Medizin und wissenschaftlichen Forschung. Aufgrund seiner einzigartigen Eigenschaften wird Methylenblau für eine Vielzahl von Zwecken verwendet, unter anderem für die Diagnose, Behandlung und experimentelle Forschung.

Im medizinischen Bereich findet Methylenblau Anwendung bei der Behandlung von Methämoglobinämie, einer Bluterkrankung, auf die in einem späteren Kapitel noch genauer eingegangen wird. Weiterhin kann Methylenblau auch bei Harnwegsinfektionen, der Wundheilung und einigen Krebsarten angewendet werden.

Als Farbstoff wird Methylenblau hauptsächlich in der Mikroskopie verwendet. Aufgrund seiner Fähigkeit, einen lebenden Organismus anzufärben, ist es einer der Vital-Farbstoffe.

Wie bereits erwähnt, wurde es erstmals 1885 von Paul Ehrlich zur selektiven Färbung bestimmter Gewebearten (insbesondere der grauen Substanz des peripheren Nervensystems) in der Histologie, also in der Untersuchung von Gewebe, eingesetzt.

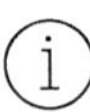

Definition graue Substanz des peripheren Nervensystems:

Die graue Substanz besteht aus den Teilen des zentralen Nervensystems, die hauptsächlich aus Zellkörpern von Neuronen bestehen. Ihr histologisches Gegenstück ist die weiße Substanz, die Gesamtheit aller neuronalen Prozesse des zentralen Nervensystems. Die Oberflächenbereiche der grauen Substanz werden als „Kortex", also Rinde, bezeichnet und die tiefen Bereiche, die von weißer Substanz umgeben sind, werden als „Nuclei", also Kerne, bezeichnet.

Bei der grauen Substanz handelt es sich um eine Eigentümlichkeit des Gehirns, in der alle Funktionen zusammenfassend ausgeführt werden.

Als Gegenmittel bei Nitrit- und Anilinvergiftungen ist Methylenblau in der Medizin von großer Bedeutung, da es die Umwandlung von Methämoglobin zurück in funktionelles Hämoglobin beschleunigt. Sehen Sie dazu mehr im Unterkapitel **„3.1 Methämoglobinämie-Behandlung".**

Weiterhin wird es auch als Antiseptikum, Malariamittel, Antirheumatikum und zu diagnostischen Zwecken eingesetzt. In der Veterinärmedizin wird es zusammen mit Malachitgrün, eine organische Verbindung, als Heilmittel gegen die Weißpünktchenkrankheit bei Fischen eingesetzt.

Für die Krankheit Alzheimer wird das Methylenblau als potentielle Behandlungsmöglichkeit untersucht. 321 Patienten mit leichter bis mittelschwerer Erkrankung nahmen an einer 50-wöchigen Studie mit Methylenblau teil und zeigten ermutigende Ergebnisse. Das beste Ergebnis, ein Rückgang der kognitiven Funktion um 81 Prozent im Vergleich zu Placebo, wurde nach Einnahme von 60 mg des Wirkstoffs erzielt.

Es wurde unterdes auch mit Methylenblau geforscht, ob es sich bei der Behandlung chronischer Schmerzen im unteren Rückenbereich als nützlich erweisen soll. Dabei wurde das neurotoxische Methylenblau direkt zwischen den Wirbeln in die geschädigten Bandscheiben gespritzt, was zur Zerstörung von Schmerzrezeptoren und damit zur Beseitigung bzw. Linderung von Schmerzen führt. Die vorläufigen Ergebnisse einer placebokontrollierten klinischen Studie machen Mut: Diese einfache, minimalinvasive und kostengünstige Behandlung führt bei den meisten Patienten für mindestens zwei Jahre zu einer dauerhaften Schmerzlinderung. Bei keinem der Patienten traten dabei Komplikationen oder Nebenwirkungen auf.

In der Geologie wird die Methylenblau-Methode zur Bestimmung des Smektitgehalts in Tonmineralen verwendet. Daher ist es in vielen Branchen ein wichtiges Qualitätskontrollverfahren.
Bei der Abwasseranalyse wird eine Methylenblauprobe entnommen, um die Fäulnisfähigkeit zu bestimmen. Mit dem Methylenblau-Test kann festgestellt werden, ob und in welchem Umfang Abwasser aus Kläranlagen noch inaktivierte Stoffe enthält, das heißt, noch fäulnisfähig ist. Für die Probe wird 0,6 ml Methylenblaulösung (0,05 %) in einen 100-ml-Messkolben mit Schliffstopfen gegeben und bis zum oberen Ende des Kolbens mit dem Abwasser aufgefüllt. Der Stopfen wird nun ohne Schaumbildung verschlossen und im Dunkeln bei 20 °C eingelagert. Die Proben werden nun jeden Tag, am ersten Tag der Probe sogar mehrmals, untersucht, um das Auftreten einer Verfärbung festzustellen. Geschieht dies am ersten Tag, also in wenigen Stunden oder innerhalb von vier Tagen, ist die Abwasserqualität nicht akzeptabel; wenn innerhalb von fünf Tagen keine Farbveränderung auftritt, wird die Probe als „nicht entfärbt" eingestuft und der Test ist beendet.

Methylenblau wirksam bei Malaria

Wie bereits erwähnt, wurde Methylenblau schon früh angewendet, wenn es um die Krankheit Malaria geht. Während des Zweiten Weltkriegs wurde es Soldaten verschrieben, die an Malaria erkrankten. Durch ihren blauen Urin war es den Ärzten möglich, genau zu sehen, wer von den Soldaten die Behandlung auch tatsächlich ernst nahm und sich an diese hielt. Die Blaufärbung führte jedoch bald dazu, dass andere Medikamente zur Behandlung von Malaria eingesetzt wurden. Die moderne Medizin hat jedoch ein erneutes Interesse an der Verwendung von Methylenblau als Malariamittel entwickelt, denn es gilt bis zum heutigen Tage als eines der wirksamsten, wenn nicht sogar als das wirksamste Malariamedikament. Das Medikament von gestern eröffnet vielversprechende Perspektiven für die Malariabehandlung von morgen: Das älteste synthetische Malariamedikament, der Farbstoff Methylenblau, tötet in Kombination mit modernen Medikamenten innerhalb kürzester Zeit alle tropischen Malariaerreger im Körper des Patienten ab. Es ist besonders wirksam gegen Parasiten, die durch Mücken übertragen werden, nachdem sie das Blut einer infizierten Person gesaugt haben. Dies ist das Ergebnis einer Forschung von Wissenschaftlern des Instituts für Public Health, des Universitätsklinikums und der Medizinischen Fakultät der Universität Heidelberg sowie einer klinischen Studie von Kooperationspartnern in Mali. Darüber hinaus hat Methylenblau die Wirkung, die Resistenzentwicklung von Malariaparasiten zu verhindern.

Eine Studie wurde am Center for Malaria Research and Training der Universität Bamako in Mali durchgeführt. An der Studie nahmen 80 an Malaria erkrankte Männer im Alter zwischen 5 und 50 Jahren ohne schwere Symptome teil und wurden in vier verschiedene Gruppen eingeteilt. Zwei Gruppen erhielten drei Tage lang die übliche Kombination aus zwei Medikamenten, die andere Gruppe bekam Primaquin, ein zur Behandlung von Malaria zugelassenes Medikament, und eine vierte Gruppe erhielt Methylenblau. Am zweiten und siebten Behandlungstag ließen sie sich von Mücken stechen, die im Labor schlüpften und somit malariafrei waren. Das Ergebnis war, dass weder die mit Primaquin behandelten noch die mit Methylenblau behandelten Patienten den infektiösen Malariaerreger, die sogenannten Gametozyten, auf Mücken übertrugen. Im Gegensatz zur Gruppe, die die Kombination aus zwei Medikamenten erhielt, zerstörten die beiden anderen Gruppen die Gametozyten vollständig.

Insgesamt wurden alle Arzneimittelkombinationen gut vertragen und es wurden keine schwerwiegenden oder häufigen Nebenwirkungen beobachtet.

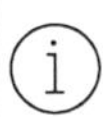

Definition Gametozyten:

Gametozyten spielen eine wichtige Rolle bei der Ausbreitung von Malaria. Gelangen diese Krankheitserreger nach einem Biss eines Patienten erneut in die Mücke, entwickeln sie dort infektiöse Stadien und werden dann wieder auf den Menschen übertragen. Der Kreislauf kann nur durchbrochen werden, wenn diese im Blut des Opfers schnell zerstört werden können.

Sowohl Primaquin als auch Methylenblau haben sich in Kombination mit den jeweils drei getesteten Medikamenten als hochwirksam bei der Verhinderung der Übertragung des Malariaerregers erwiesen. Daher ist Methylenblau für uns beispielsweise bei einer Primaquin-Unverträglichkeit eine zuverlässige Alternative. Andererseits schützt diese Dreifachkombination aufgrund ihrer schnellen und zuverlässigen Wirkung vor der Entwicklung von Arzneimittelresistenzen und könnte erheblich zum langfristigen Ziel der Malaria-Eliminierung beitragen. Primaquin birgt außerdem, aufgrund eines spezifischen genetischen Defekts (G6PD-Mangel), der in von Malaria betroffenen Gebieten häufig vorkommt, das Risiko schwerwiegender Nebenwirkungen, sodass Methylenblau möglicherweise eine bessere Alternative für Malariapatienten darstellt.

Methylenblau stark bei Krebs

Der Stoffwechsel von Krebszellen unterscheidet sich deutlich von dem normaler Zellen. Normale Zellen oxidieren Glukose in ihren Mitochondrien, während Krebszellen auf die Zuckergärung (aerobe Glukose) angewiesen sind. Sobald jedoch der Blutzucker und der in der Leber gespeicherte Zucker (Glykogen) aufgebraucht sind, beginnen die Krebszellen, die Fettzellen und Proteine zu fressen. Krebs ist eine Stoffwechselerkrankung, die dadurch gekennzeichnet ist, dass Zellen nicht in der Lage sind, Glukose in den Mitochondrien zu oxidieren.

Der Wechsel vom normalen Zellstoffwechsel zum Krebszellstoffwechsel ist als Warburg-Effekt bekannt und wurde erstmals vor 90 Jahren vom zweifachen deutschen Nobelpreisträger Otto Heinrich Warburg (1883–1970) festgestellt.

Es könnte sein, zumindest sind einige Forscher der Meinung, dass es sich um einen Mythos handelt, dass ein Patient, bei dem Krebs diagnostiziert wurde, zuerst den Krebs zerstören muss, bevor er ihn tötet. Sie glauben, dass der Einsatz einer Chemotherapie nur dann gerechtfertigt sein kann, wenn eine Krebszelle oder ein Tumor als „Monster" angesehen wird, das alle von der Krankheit Betroffenen töten möchte. Allerdings ist der Mythos der sogenannten „wütenden Krebszelle" in der Gesellschaft doch sehr weit verbreitet, sodass die überwiegende Mehrheit der Mediziner, Wissenschaftler und auch die Öffentlichkeit ihn als wahr anerkennt. Seit mehr als 100 Jahren ist bekannt, dass es sich bei Krebs nicht um eine genetische Erkrankung, sondern um eine Krankheit handelt, die mit einer Störung des Zellstoffwechsels zusammenhängt. Mit den richtigen Maßnahmen können Krebszellen zu normalen Zellen zurückkehren, ohne sie abzutöten.

Wenn eine gesunde Zelle Umweltschadstoffen ausgesetzt wird, kann sie sich zu einer Krebszelle entwickeln.

Nachfolgend sind drei Möglichkeiten aufgelistet, wie Stickstoffmonoxid Krebs verursachen kann.

Stickstoffmonoxid beeinträchtigt die Cytochrom-c-Oxidase

Das Enzym Cytochrom-c-Oxidase spielt eine wichtige Rolle für einen gesunden mitochondrialen Stoffwechsel, denn es interagiert direkt mit Sauerstoff und katalysiert den letzten Schritt der oxidativen Phosphorylierung. Die Wirkung von Stickstoffmonoxid auf dieses wichtige Atmungsenzym hemmt seine Funktion. Durch die direkte Bindung an die Cytochrom-c-Oxidase wandelt Stickstoffmonoxid den Stoffwechsel von der mitochondrialen Atmung in die aerobe Glykolyse um, also in Krebs. Es sind nur zwei Methoden bekannt, die in der Lage sind, Stickstoffmonoxid von der Cytochrom-c-Oxidase zu trennen und ihre Funktion wiederherzustellen: Methylenblau und die Rotlichttherapie.

Stickstoffmonoxid lässt Tumore wachsen und Gefäße neu bilden

Wenn der Zellstoffwechsel versagt, beginnen freie Radikalelektronen, die Atmungskette zu verlassen und Schäden an Zellbestandteilen, einschließlich Mitochondrien, zu verursachen. Dies erklärt, warum Krebszellen mehr reaktive Sauerstoffspezies (freie Radikale) produzieren können und warum die Wiederherstellung der Stoffwechselfunktion die von den Zellen produzierte Sauerstoffmenge erheblich reduzieren kann. Wenn Mitochondrien beschädigt sind und nicht mehr funktionieren, müssen sie repariert oder ersetzt werden. Zellen werden krebsartig, weil ihr zellulärer Mechanismus zur Erzeugung oxidativer Energie beschädigt ist und sie keine andere Wahl haben, als zum primitiven Phänotyp des glykolytischen Stoffwechsels eines einzelligen Organismus zurückzukehren.

Stickstoffmonoxid lässt Metastasen von Krebs wachsen

Krebsmetastasen entstehen, wenn sich eine Krebszelle vom Tumor löst und sich in einen anderen Teil des Körpers ausbreitet. In 90 % der Krebsfälle ist es die häufigste Todesursache.

Während sich Krebszellen vom Primärtumor lösen, sorgt Stickstoffmonoxid dafür, dass sich zirkulierende Krebszellen an das Körpergewebe anheften, was den ersten Schritt zur Tumorbildung und damit zur Metastasierung darstellt.

Wenn Stickoxid ein so starker Krebsförderer ist, sollten wir davon ausgehen, dass jede Substanz, die den Spiegel oder die Aktivität von Stickstoffmonoxid reduzieren kann, bei dieser Krankheit von Vorteil ist.

Kann Methylenblau also eine beeinträchtigte Mitochondrienfunktion bei Krebs wiederherstellen?

Methylenblau und Krebs

Was könnte im Kampf gegen Krebs erfolgversprechender sein als ein Stoff, dessen Hauptzweck die Reparatur von Stoffwechselschäden ist? Die Forschung zum Einsatz von Methylenblau in der Krebsbehandlung ist überraschend umfangreich, erstreckt sich über fast 100 Jahre und zeigt, dass es Krebszellen und Tumoren schnell Sauerstoff zuführen kann.

Die Wirkung von Methylenblau auf die Mitochondrienatmung in normalen Zellen unterscheidet sich stark von der Wirkung auf Krebszellen. E. S. Guzman Barron (1899–1957) von der Johns Hopkins University in Baltimore veröffentlichte 1930 eine Studie, in der es hieß: „... Methylenblau übt eine katalytische Wirkung nur auf Zellen oder Gewebe aus, die einer aeroben Glykolyse unterzogen werden." Diese ungewöhnliche Eigenschaft führt dazu, dass Methylenblau auf Krebszellen wirkt und deren Stoffwechsel steigert, auf gesunde Zellen jedoch keine Wirkung hat. Je näher die Zelle dem Phänotyp der Krebszelle ist, desto größer ist der potenzielle Nutzen der Verwendung von Methylenblau. Zu den potenziellen Vorteilen von Methylenblau für Krebszellen gehören auch ein erhöhter Sauerstoffverbrauch und eine erhöhte ATP-Energieproduktion. Barron, der vorschlug, Tumorzellen über mehrere Generationen hinweg während der Entwicklung zu kultivieren, fuhr fort: „Diese Experimente verwendeten verschiedene Tumortypen und alle lieferten die gleichen, spezifischen Ergebnisse, nämlich, dass der Sauerstoffverbrauch in Gegenwart von Methylenblau in diesen Geweben erhöht wurde." Dies bedeutet, dass Methylenblau Krebszellen wieder zu normalem Gewebe umwandeln könnte. Die bei Krebszellen beobachtete aerobe Glykolyse zeigt uns, dass sie nicht alles bekommen, was sie für einen ordnungsgemäßen Stoffwechsel benötigen. Methylenblau kann helfen, diesen Stoffwechselschaden zu reparieren.

Die Rotlichttherapie ist eine weitere Möglichkeit, die mitochondriale Atmung in Krebszellen schnell wiederherzustellen. Lichttherapie und Methylenblau in der Krebsbehandlung zu kombinieren, auch genannt *„photodynamische Therapie"*, hat sich in den letzten Jahrzehnten zu einem der vielversprechendsten und beliebtesten Forschungsthemen entwickelt.

Die photodynamische Therapie

Bei der photodynamischen Therapie handelt es sich um die Anwendung einer Lichttherapie in Kombination mit einem Photosensibilisator wie etwa Methylenblau.

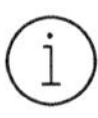

Definition Photosensibilisator:

Bei einem Photosensibilisator handelt es sich beispielsweise in der Fotografie und der Fotochemie um ein Hilfsmittel. Ein Arzneimittel kann ebenfalls ein Photosensibilisator sein und die Haut lichtempfindlich machen.

In der Chemie absorbiert es hauptsächlich Licht und überträgt dann Energie ohne Strahlung auf die reagierenden Atome oder Moleküle, wie es in der photodynamischen Therapie der Fall ist.

Die Methylenblau- und Rotlichttherapie haben einen gemeinsamen Mechanismus: Sie verbessern die mitochondriale Atmung, wodurch die Atmung von Zellen, Organen und Körpersystemen geschützt und wiederhergestellt wird.

Es ist bekannt, dass die photodynamische Therapie viele Arten von Bakterien, Parasiten, Pilzen, Viren und anderen Mikroorganismen abtötet. Es wurde zudem berichtet, dass es zum Massensterben von Krebszellen führt.

Anwendung:

Wenn Sie Wasser oder Saft mit ein paar Tropfen (5 bis 10 Tropfen) Methylenblau trinken und sich anschließend für etwa 5 bis 10 Minuten unter eine Rotlichtlampe setzen, erhalten Sie eine der wirksamsten Behandlungen, die jemals erfunden wurden.

Dies erklärt die Begeisterung und die Zunahme an Veröffentlichungen zur photodynamischen Therapie bei Krebs in den letzten Jahren.

Bedeutung und Entwicklungspotenzial

Methylenblau hat sich in der Medizin, Biologie und Chemie als äußerst nützlich erwiesen und weist großes Potenzial für die Weiterentwicklung auf. Die Bedeutung von Methylenblau liegt in seiner Vielseitigkeit und seinen einzigartigen Eigenschaften, die es zu einem wertvollen Werkzeug für viele Anwendungen macht. Allerdings birgt Methylenblau noch viel unerforschtes Potenzial, da seine Struktur und chemischen Eigenschaften noch weiter erforscht werden können. Neue Anwendungen und Entwicklungen könnten dazu beitragen, die Wirksamkeit und Sicherheit von Methylenblau zu verbessern und seine Einsatzmöglichkeiten in verschiedenen Bereichen zu erweitern.

Insgesamt ist Methylenblau ein interessanter, sehr wertvoller Farbstoff mit vielversprechendem Entwicklungspotenzial.

Neben den vielen Behandlungsmöglichkeiten von Krankheiten und dem Einfärben von Gewebe bietet Methylenblau weiterhin zahlreiche Möglichkeiten und hat außerdem in der Nanotechnologie noch Entwicklungspotenzial.

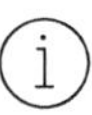

Definition Nanotechnologie:

Der Begriff Nanotechnologie existiert an sich nicht wirklich. Vielmehr umfasst der Terminus viele verschiedene Technologien aus den Bereichen Physik, Biologie und Chemie. Gemeinsam ist ihnen die Nutzung synthetisch hergestellter Nanomaterialien, um sich deren größenabhängige Eigenschaften zunutze zu machen. Auch Alltagsprodukte können Nanomaterialien enthalten, von Wandfarben über Tierpflegeprodukte bis hin zu Zahnpasta.

Beispiel:

Aufgrund der geringen Langzeitstabilität herkömmlicher chemischer UV-Schutzmittel verwendet die Kosmetikindustrie mineralische Nanopartikel wie Titanoxid in Sonnenschutzmitteln. Titanoxid-Nanopartikel können wie das Grundmaterial den UV-Schutz verbessern und haben den zusätzlichen Vorteil, dass unschöne Ausbleichungen vermieden werden, die bei anderen Sonnenschutzmitteln auftreten.

Im Folgenden werden zunächst die zukünftigen Möglichkeiten des Farbstoffs in der Nanotechnologie veranschaulicht:

- Methylenblau eröffnet die Möglichkeit einer gezielten Therapie, ganz besonders in der Behandlung von Krebs. Eine Kombination von Methylenblau mit Nanopartikeln, also Atomen oder Molekülen, sowie anderen Trägersystemen ermöglicht es dem Medikament, die Krebszellen anzusteuern, was die Wirksamkeit der Behandlung verbessern und gleichzeitig Nebenwirkungen reduzieren kann.
- Methylenblau ist weiterhin ein Kontrastmittel und kann als solches zur optischen Bildgebung eingesetzt werden. Dadurch werden Zellen und auch das Gewebe für das Auge sichtbar gemacht. Die Entwicklung von Methylenblau-Nanosonden oder -Nanopartikeln könnten die diagnostischen Verfahren zur Erkennung und Überwachung von Krankheiten in einem frühen Stadium maßgeblich verbessern.
- Methylenblau kann zum Filtern von Wasser verwendet werden, um Verunreinigungen zu entfernen. Umweltprobleme können durch die Entwicklung effizienter und kostengünstiger Methoden zur Verwendung von Methylenblau in der Wasseraufbereitung gelöst werden.
- Methylenblau ist ebenfalls ein Katalysator, also ein Stoff, der die Geschwindigkeit von chemischen Reaktionen steigert, und könnte daher in diesen vielen verschiedenen chemischen Reaktionen eingesetzt werden. Die Optimierung der katalytischen Aktivität und Stabilität von Methylenblau könnte neue Möglichkeiten für effiziente und nachhaltige chemische Prozesse eröffnen.

Neben den eben aufgezählten Möglichkeiten gibt es jedoch auch Herausforderungen, die Methylenblau und seine Anwendung mit sich bringen und ebenfalls genannt werden sollten.

Methylenblau und die Toxizität

Auch wenn wir wissen, dass Methylenblau weit in der Medizin verbreitet ist und Anwendung findet, sind dennoch zusätzliche Untersuchungen notwendig, damit mögliche Nebenwirkungen bei unterschiedlichen Krankheiten und Verwendungen genauer erforscht werden. Gleiches gilt für die Langzeittoxizität, welche noch untersucht werden sollte, um auf einem sicheren Weg zu sein.

Methylenblau und seine Stabilität

Gewisse Bedingungen können dafür sorgen, dass Methylenblau instabil sein und damit seine Farbe ändern kann. Daher sollten Praktiken entwickelt werden, welche das Methylenblau in seiner Stabilität optimiert, damit seine bemerkenswerten Eigenschaften auch über einen längeren Zeitraum aufrechterhalten werden.

Methylenblau und die Skalierbarkeit

In der Nanotechnologie ist es essentiell, dass bei der Behandlung mit Methylenblau messbare Synthesemethoden entwickelt werden, mit denen große Mengen an Methylenblau-Nanopartikeln erzeugt werden können. Dies ist sehr wichtig, um eine breite Anwendung in vielen verschiedenen Bereichen zu gewährleisten.

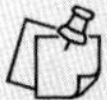

Anmerkung:

Wichtig zu erwähnen ist, dass sich sowohl die aufgezählten Möglichkeiten als auch die Herausforderungen lediglich auf Ergebnisse der Forschung stützen, die sich jederzeit und mit weiteren Untersuchungen ändern können.

Wie bereits weiter oben erwähnt, kann auch Methylenblau in der Nanotechnologie mehrere mögliche Anwendungen finden:

- Da Methylenblau ein lichtempfindliches Mittel ist, kann es in der Photokatalyse verwendet werden. Durch die Fähigkeit, Licht zu absorbieren und die Energie zu nutzen, werden chemische Reaktionen ausgelöst, was in den Bereichen Wasserreinigung, Wasserstoffproduktion und organische Synthese erforscht wird.
- Bei der Synthese von Metallnanopartikeln dient das Methylenblau als Reduktionsmittel und Stabilisator. Dies kann dabei helfen, die Größe, Form und Stabilität der Nanopartikel zu kontrollieren. Diese Nanopartikel werden in der Katalyse, Sensorik und Biomedizin eingesetzt.
- Methylenblau kann in der Nanomedizin als Wirkstoffträger oder Therapeutikum eingesetzt werden. Es kann zur gezielten Arzneimittelabgabe in Nanopartikel eingearbeitet oder als photothermisches Mittel zur Bekämpfung und Abtötung von Krebszellen eingesetzt werden.
- Wie bereits erwähnt, ist Methylenblau ein Kontrastmittel und kann Verwendung in der optischen Bildgebung finden. Dafür wird es in Nanopartikel oder Nanosonden eingebunden, um Gewebe oder Zellen abzubilden und diagnostische Informationen bereitzustellen.

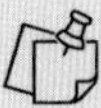

Anmerkung:

Auch hier ist es wieder wichtig, zu erwähnen, dass die Verwendung von Methylenblau in der Nanotechnologie noch untersucht wird und weitere Forschung erforderlich ist, um sein volles Potenzial zu verstehen und auszuschöpfen.

In den vergangenen Jahren konnten sich bezüglich Methylenblau auch weitere neue Anwendungsgebiete erschließen.

Methylenblau bei neurodegenerativen Erkrankungen

Methylenblau wird umfassend als potenzielles therapeutisches Mittel zur Behandlung neurodegenerativer Erkrankungen wie Alzheimer, Parkinson und Huntington untersucht. Dabei konnte festgestellt werden, dass Methylenblau die Bildung schädlicher Proteine, wie Beta-Amyloid-Plaques, hemmen und dadurch das Fortschreiten dieser Krankheiten bremsen kann.

Methylenblau in der Krebstherapie

Methylenblau wird weiterhin intensiv zur Behandlung von Krebs untersucht, insbesondere in Kombination mit anderen Behandlungen wie der Chemotherapie oder der photodynamischen Therapie (PDT), die bereits im vorangegangenen Kapitel näher erläutert wurde. Dies kann dazu beitragen, Krebszellen gezielt anzugreifen und die Behandlung wirksamer zu machen.

Methylenblau und seine antimikrobielle Wirkung

Methylenblau hat antibakterielle Eigenschaften gegen eine Vielzahl von Bakterien, Pilzen und Parasiten. Derzeit wird erforscht, ob Methylenblau in der Anwendung eine Alternative zu herkömmlichen Antibiotika bietet, insbesondere im Kampf gegen antibiotikaresistente Bakterienstämme.

Methylenblau bei der Wundheilung

Für die bessere Heilung von Wunden wird Methylenblau bereits verwendet, um die Neubildung von Gewebe anzuregen und nebenbei Infektionen zu bekämpfen. Es ist daher möglich, es als topisches Antiseptikum, also lokal-äußerlich angewendet, oder in Kombination mit anderen Wirkstoffen zur Behandlung chronischer Wunden einzusetzen.

Methylenblau bei Depressionen

Bereits einige Hinweise geben Aufschluss darüber, dass Methylenblau eine antidepressive Wirkung hat. Daher wurde und wird nach wie vor erforscht, ob Methylenblau zusätzlich zu den geläufigen Antidepressiva eingesetzt werden kann oder gar eine Alternative bietet. Mehr dazu erfahren Sie ausführlich im Kapitel **„3.4 Psychische Störungen und Depressionen"**.

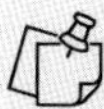

Anmerkung:

Die aufgezählten Anwendungsgebiete befinden sich auch weiterhin noch in der Forschungs- und Entwicklungsphase. Damit die Wirksamkeit und auch die Sicherheit von Methylenblau bestätigt werden, sind weitere Studien notwendig.

Chemie und Pharmakologie von Methylenblau

Der Farbstoff Methylenblau besitzt eine interessante chemische Struktur und viele pharmakologische Eigenschaften. Eben genau diese einzigartige Struktur verleiht dem Methylenblau erst seine vielseitigen Eigenschaften und ermöglicht den Einsatz in der Medizin und Pharmakologie.

Pharmakologisch hat Methylenblau eine Reihe interessanter Eigenschaften, denn es wirkt als Redoxmittel und kann Elektronen übertragen, was es zu einem wirksamen Antioxidans macht. Darüber hinaus hat Methylenblau antibakterielle Eigenschaften und kann viele Arten von Bakterien und Pilzen wirksam bekämpfen. Es hat auch eine vasokonstriktorische Wirkung, das heißt, es kann Blutgefäße verengen. Dies kann bei der Behandlung von Hypotonie, also einem niedrigen Blutdruck, und einem Schock medizinisch nützlich sein.

Die chemische Struktur und die pharmakologischen Eigenschaften von Methylenblau machen es zu einem interessanten Molekül mit großem Potenzial für die Entwicklung neuer Behandlungen und Medikamente. Weitere Forschungen zur Verwendung von Methylenblau in der Pharmakologie könnten zu neuen Entdeckungen und Fortschritten in der Medizin führen.

Molekulare Zusammensetzung

Bereits im Kapitel **„1.2. Chemische Struktur und Eigenschaften"** wurde die chemische Formel *C16H18ClN3S* und das Molekulargewicht von *319,9/g/mol* angegeben. Bei Methylenblau handelt es sich um ein organisches aromatisches Farbstoffmolekül, bestehend aus einem zentralen heterocyclischen Ring, auch aromatischer Heterozyklus genannt, aus einem Schwefelatom und drei Stickstoffatomen, die als Methylengruppen fungieren und dem Farbstoff seinen Namen geben. An die Stickstoffatome sind unterschiedliche Alkyl- und Arylgruppen gebunden und an den Ring ist ein Chloratom gebunden. Methylenblau gehört zu den kationischen Farbstoffen, das heißt, es enthält positiv geladene Stickstoffatome. Diese positive Ladung ermöglicht es Methylenblau, sich an negativ geladene Moleküle oder Oberflächen zu binden.

Die exakte Molekülstruktur variiert und kommt demnach auf die Form des Methylenblaus an, da es verschiedene, wie reduziertes Leukomethylenblau oder oxidiertes Methylenblau, gibt.

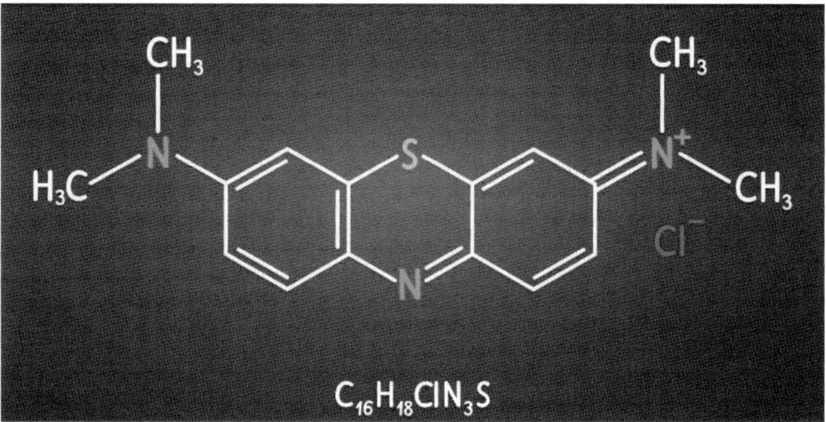

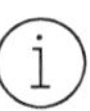

Definition heterozyklischer Ring:

Bei einem heterozyklischen Ring handelt es sich um einen Ring aus Atomen, welche sowohl aus Kohlenstoff als auch aus Nicht-Kohlenstoff-Atomen, wie etwa Sauerstoff, Schwefel oder Stickstoff, die auch als Heteroatome bezeichnet werden, bestehen und dem Ring seine heterozyklische Natur verleihen.

Die Methylenblau-Resonanzstruktur entsteht durch die Konjugation von Doppelbindungen im Ring.

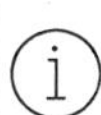

Definition Konjugation:

Unter Konjugation versteht man den Wechsel von Einfach- und Doppelbindungen in einem Molekül, was zur Delokalisierung von Elektronen führt.

Im Fall von Methylenblau ermöglicht die Doppelbindung die Delokalisierung von Elektronen im gesamten Ring. Weiterhin zeigt die Resonanzstruktur von Methylenblau, wie sich Elektronen im Ring zwischen verschiedenen Atomen bewegen können. Dies stabilisiert das Molekül und beeinflusst seine physikalischen und chemischen Eigenschaften.

Die mögliche Resonanzstruktur von Methylenblau zeigt eine Elektronendelokalisierung am Ring, wodurch abwechselnde Doppelbindungen zwischen Stickstoff- und Kohlenstoffatomen entstehen. Eine solche Delokalisierung führt zu einer Erhöhung der Stabilität des Moleküls, was wichtig ist, denn diese Stabilität sorgt dafür, dass die Moleküle ihre Funktion und Langlebigkeit beibehalten.

Es ist zu beachten, dass die Methylenblau-Resonanzstruktur eine theoretische Darstellung ist, die die Verteilung der Elektronen im Molekül beschreibt. Tatsächlich ist die Elektronenverteilung dynamisch und kann von der Resonanzstruktur abweichen. Die Resonanzstruktur bietet jedoch eine nützliche Möglichkeit, die Stabilität und Reaktivität von Methylenblau zu verstehen.

Nachfolgend sind die funktionellen charakteristischen Gruppen im Methylenblau-Molekül aufgelistet:

Aminogruppen

Methylenblau hat zwei Aminogruppen (-NH2), die an das Stickstoffatom im Ring gebunden sind. Diese Aminogruppen sind verantwortlich für die grundlegenden Eigenschaften des Moleküls.

Arylgruppen

Weiterhin hat Methylenblau Arylgruppen, die an Stickstoffatome im Ring gebunden sind. Diese Arylgruppen können unterschiedliche Substituenten haben und die elektronischen Eigenschaften des Moleküls beeinflussen.

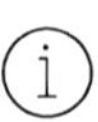

Definition Substituenten:

Substituenten, aus dem lateinischen *„substiuere"* für *„ersetzen"*, sind Atome oder Atomgruppen in einem Molekül, die an die Stelle eines anderen Atoms eingesetzt werden und dieses somit substituieren (ersetzen). Die entsprechende Reaktion wird Substitutionsreaktion genannt. Ein Atom, das nicht mehr benötigt wird, wird in eine Abgangsgruppe abgespalten. Normalerweise ersetzt eine Substituentengruppe ein Wasserstoffatom.

Chloratom

Methylenblau enthält ein am Ring gebundenes Chloratom, welches zur Stabilität und Struktur des Moleküls beiträgt.

Methylgruppen

Methylenblau enthält mehrere Methylgruppen (-CH_3), die an die Stickstoffatome im Ring gebunden sind und wie das Chloratom zur Struktur und Stabilität des Moleküls beitragen.

Diese vier genannten funktionellen Gruppen verleihen Methylenblau seine besonderen physikalischen und chemischen Eigenschaften. Sie spielen eine wichtige Rolle bei der Interaktion mit anderen Molekülen und bei der Ausübung biologischer Aktivität, beispielsweise als Farbstoffe oder Arzneimittel in der Medizin.

Die Beziehung zwischen Struktur und Farbeigenschaften

Zu erwähnen sei auch, dass der Zusammenhang zwischen Struktur und Farbeigenschaften von Methylenblau auf den Konzepten der Lichtabsorption und -reflexion basiert. Das bedeutet, Methylenblau ist ein Farbstoff, der Licht absorbieren und bestimmte Wellenlängen reflektieren kann. Die Farbe, die wir wahrnehmen, hängt von der Wellenlänge des Lichts ab, das von dieser Substanz absorbiert und reflektiert wird. Die Farbe von Methylenblau hängt von den elektronischen Übergängen in der Molekülstruktur ab. Wenn Licht auf ein Molekül trifft, können Elektronen von einem Zustand niedrigerer Energie in einen Zustand höherer Energie wechseln.

Diese Umwandlung führt dazu, dass Licht in einem bestimmten Bereich des elektromagnetischen Spektrums absorbiert wird. Die Struktur des Moleküls, insbesondere die funktionellen Gruppen und die Konjugation der Doppelbindungen im Ring, beeinflusst den spezifischen elektronischen Übergang in Methylenblau. Diese Strukturmerkmale bestimmen die Energie der elektronischen Übergänge und damit die Wellenlänge des absorbierten Lichts.

Farblich ähnelt Methylenblau einer dunkelblauen Substanz in einer wässrigen Lösung. Dies liegt daran, dass es Licht im roten und grünen Teil des Spektrums absorbiert und hauptsächlich blaues Licht reflektiert.

Pharmakokinetik und Metabolismus

Zusätzlich zu seinen pharmakologischen Eigenschaften ist es auch für Sie wichtig, wenn Sie die Pharmakokinetik und den Metabolismus von Methylenblau verstehen.

Die Pharmakokinetik beschreibt, wie der Körper Medikamente aufnimmt, verteilt, verstoffwechselt und ausscheidet. Unter Stoffwechsel versteht man die chemischen Reaktionen, die im Körper ablaufen, um Medikamente abzubauen und auszuscheiden.

Nach der Verabreichung wird Methylenblau schnell über den Verdauungstrakt absorbiert und gelangt in den Blutkreislauf. Anschließend wird es auf verschiedene Gewebe und Organe verteilt, darunter in das Gehirn, in die Leber und die Nieren. Methylenblau wird dann hauptsächlich über den Urin, aber auch über Kot und Atem ausgeschieden.

Der Metabolismus von Methylenblau findet hauptsächlich in der Leber statt, wo es in verschiedene Metaboliten, also Stoffwechselprodukte, umgewandelt wird.

Ein wichtiger Stoffwechselweg ist die Reduktion von Methylenblau zu Leukomethylenblau, das anschließend in farblose Verbindungen gespalten wird.

Diese Metaboliten werden dann über die Nieren ausgeschieden.

Der Körper absorbiert Methylenblau, egal, ob es oral, intravenös, äußerlich oder auf andere Weise eingenommen wird.

Methylenblau verteilt sich nach der Einnahme im ganzen Körper und wird schnell in den Blutkreislauf aufgenommen. Dadurch ist es Methylenblau möglich, sich in verschiedenen Geweben und Organen anzureichern. Die genaue Verteilung von Methylenblau im Gewebe hängt von mehreren Faktoren ab, darunter

- die Art, wie Methylenblau verabreicht wurde,
- die Dosis und
- die physiologischen Eigenschaften des Patienten.

Wird Methylenblau beispielsweise intravenös verabreicht, dann verteilt es sich blitzartig im ganzen Körper, einschließlich aller Organe, wie die Leber, die Nieren und der Milz. Dem Methylenblau ist es außerdem möglich, die Blut-Hirn-Schranke zu überwinden und somit in das Zentralnervensystem zu gelangen.

Definition Blut-Hirn-Schranke:

Die Blut-Hirn-Schranke hat die Aufgabe, das Gehirn sowie das Rückenmarksgewebe gegen das Blut abzudichten. Der Filter, die innen liegende Zellschicht, genannt Endothel, der an der Blut-Hirnschranke sitzt, überprüft die Beschaffenheit des Stoffes, wie beispielsweise die Molekülgröße und die Ionenladung, aber unterscheidet auch Elektrolyte, Hormone, Nährstoffe und Giftstoffe. Selektiv lässt die Barriere die Stoffe entweder durch oder hindert sie am Eindringen in das sehr empfindliche Gehirn, um dieses zu schützen und keiner Schwankung des Blutplasmas auszusetzen.

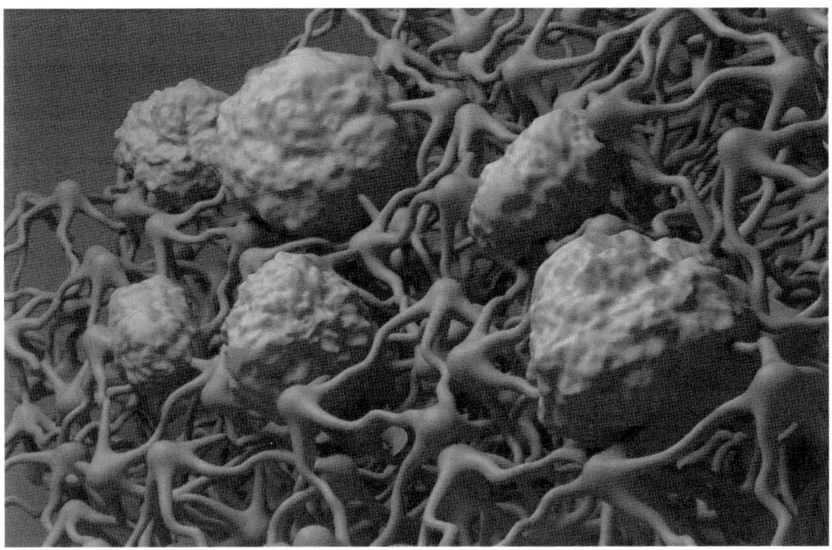

Auch verschiedene Faktoren können die genaue Verteilung von Methylenblau im Gewebe beeinflussen, wie zum Beispiel

- die Organdurchblutung,
- die Durchlässigkeit der Gewebebarriere und
- der Körperstoffwechsel.

Methylenblau kann eine gesonderte Verbindung zu bestimmten Geweben haben, was zu höheren Konzentrationen in diesen Bereichen führt.

Die Gewebeverteilung von Methylenblau hängt außerdem auch davon ab, wie es eingenommen wurde. Wenn es beispielsweise äußerlich auf die Haut oder Schleimhäute aufgetragen wird, kann die Möglichkeit einer Ausbreitung auf umliegendes Gewebe begrenzt sein.

Auswirkungen auf Organe

Methylenblau hat außerdem unterschiedliche Auswirkungen auf Organe, was ebenfalls abhängig von der Verabreichung ist. So scheiden hauptsächlich die **Nieren** das Methylenblau aus. Hohe Dosen oder eine lange Anwendung können zu einer vorübergehenden Verschlechterung der Nierenfunktion führen. Insbesondere bei Patienten mit vorbestehender Nierenerkrankung ist eine regelmäßige Überwachung der Nierenfunktion wichtig.

Die **Leber** verstoffwechselt das Methylenblau hauptsächlich, daher ist es wichtig, die Leberfunktion genau zu überwachen, denn die Verstoffwechselung von Methylenblau kann bei Menschen mit Lebererkrankungen beeinträchtigt sein.

Das **Herz-Kreislauf-System** könnte eventuell durch Methylenblau beeinträchtigt werden. Vorübergehend kann dies Ihren Blutdruck erhöhen und dadurch Einfluss auf Ihre Herzfrequenz nehmen. Methylenblau sollte bei Patienten mit Herz-Kreislauf-Erkrankungen mit Vorsicht angewendet werden.

Ebenso das **Zentralnervensystem** kann Methylenblau beeinträchtigen und Nebenwirkungen wie Schwindel, Kopfschmerzen oder Verwirrtheit können auftreten.

In seltenen Fällen können schwerwiegendere neurologische Nebenwirkungen wie Krampfanfälle auftreten. Methylenblau sollte aus diesem Grund bei Patienten mit neurologischen Störungen oder Krämpfen mit Vorsicht angewendet werden.

Es sollte beachtet werden, dass die Auswirkungen von Methylenblau auf Organe von vielen Faktoren abhängen, einschließlich der individuellen Empfindlichkeit des Patienten, der Dosis und der Art, wie Methylenblau eingenommen beziehungsweise verabreicht wurde. Um etwaige Risiken zu minimieren und die Patientensicherheit zu gewährleisten, ist es immer ratsam, wenn die Verwendung von Methylenblau, vor allem beim ersten Mal, unter ärztlicher Aufsicht erfolgt.

Verabreichung und Verteilung

Nach oraler Verabreichung wird Methylenblau über den Verdauungstrakt aufgenommen. Anschließend nimmt das Blut es auf und verteilt es im ganzen Körper.

Wird Methylenblau hingegen intravenös, das heißt direkt in die Vene injiziert, gelangt es urplötzlich in den Blutkreislauf und kann sich dadurch schnell im ganzen Körper verteilen.

Äußerlich auf die Haut oder Schleimhaut aufgetragen, wird es darüber vom Körper aufgenommen und langsam im Körper verteilt.

Stoffwechselwege und die Umwandlung in Metaboliten

Methylenblau wird im Körper zu einer Vielzahl von Metaboliten verstoffwechselt.

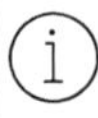

Definition Metaboliten:

Metaboliten sind Stoffe, die als Zwischen- oder Abbauprodukte aus dem Stoffwechsel des Körpers hervorgehen.

Einer der wichtigsten Umwandlungsprozesse von Methylenblau ist die Reduktion zu Leukomethylenblau. Dieser Metabolit entsteht durch die enzymatische Reduktion von Methylenblau in der Zelle.

Leukomethylenblau hat ähnliche Eigenschaften wie Methylenblau, kann jedoch eine geringere Farbintensität aufweisen.

Ein weiterer wichtiger Metabolit von Methylenblau ist Azure B. Dieser Metabolit entsteht, wenn Methylenblau oxidiert wird. Azure B kann auch eine bläuliche Farbe und ähnliche pharmakologische Eigenschaften wie Methylenblau haben.

Mehrere Faktoren können die korrekte Umwandlung von Methylenblau in seine Metaboliten beeinflussen, beispielsweise der Stoffwechsel des Körpers und die Art, wie Methylenblau eingenommen wurde.

Der Methylenblau-Metabolit kann unter dies auch pharmakologische Wirkungen haben und möglicherweise zu unerwünschten Arzneimittelwirkungen beitragen. Die genaue Charakterisierung von Methylenblau-Metaboliten erfordert daher weitere Studien und Forschungen, um die Bildung, Tätigkeit und Ausscheidung aus dem Körper besser zu verstehen.

Das Verständnis der Pharmakokinetik und des Metabolismus von Methylenblau ist wichtig, um seine Wirksamkeit und Sicherheit zu bewerten und seinen Einsatz in Medizin und Forschung weiter zu optimieren.

Mit weiterer Forschung und Entwicklung werden wir in der Lage sein, das volle Potenzial von Methylenblau auszuschöpfen und seine Einsatzmöglichkeiten zu erweitern.

WIRKUNGSMECHANISMEN

Die Forschung mit Methylenblau hat in den letzten Jahren rasant zugenommen. Noch nie zuvor haben wissenschaftliche Artikel zum Thema Methylenblau so viel Aufmerksamkeit und Veröffentlichungen erhalten.

Im Laufe der Forschung wurden immer mehr Anwendungen von Methylenblau entdeckt, die sichere und wirksame Vorteile für eine Vielzahl von Erkrankungen bieten. Die Welt beginnt, zu erkennen, dass alle Krankheiten metabolischer Natur sind und Methylenblau selektiv dieselben Zellen und Gewebe beeinflusst, in denen der Stoffwechsel gestört ist. Es ist nur eine Frage der Zeit, bis Methylenblau erneut als eines der wirksamsten Medikamente aller Zeiten anerkannt wird.

Methylenblau und seine Rolle als Elektronenakzeptor und -spender

Methylenblau hat die Fähigkeit, als Elektronenakzeptor und Elektronenspender zu fungieren, was auf die chemische Struktur zurückzuführen ist und verschiedene Redoxreaktionen ermöglicht. Fungiert Methylenblau als Elektronenakzeptor, kann es von anderen Molekülen oder Verbindungen deren Elektronen aufnehmen, was unter dem Begriff Oxidation bekannt ist. Beispielsweise gehören

- NADH (Nicotinamidadenindinukleotid) und
- FADH2 (Flavinadenindinukleotid)

zu den Substanzen, von denen Methylenblau die Elektronen aufnehmen kann. Beide dieser Substanzen spielen bei unterschiedlichen Stoffwechselprozessen im Körper eine Rolle. Nimmt Methylenblau also andere Elektronen auf, kann es sich dadurch in eine reduzierte Form umwandeln.

Fungiert Methylenblau hingegen als Elektronenspender, gibt es seine Elektronen an andere Moleküle oder Verbindungen ab, was unter dem Begriff Reduktion bekannt ist. Es bedeutet also, dass Methylenblau andere Moleküle, wie etwa Sauerstoff, durch die Abgabe der Elektronen reduziert.

Elektronen aufzunehmen und abzugeben, ist bei verschiedenen biochemischen Prozessen von großer Bedeutung und macht Methylenblau damit zu einer wichtigen Substanz. Weiterhin kann Methylenblau als Cofaktor bei enzymatischen Reaktionen fungieren, die Elektronentransferreaktionen erfordern, aber auch eine wichtige Rolle bei der mitochondrialen Atmung und dem Energiestoffwechsel spielen.

Methylenblau und sein Einfluss auf zelluläre Redoxprozesse und die Energieproduktion

Es ist bekannt, dass die Regulierung des mitochondrialen Elektronentransportsystems Einfluss darauf hat, wie Methylenblau zelluläre Redoxprozesse und die Energieproduktion beeinflusst.

Der Elektronentransport in den Mitochondrien kann durch die Fähigkeit von Methylenblau, als Elektronenakzeptor und -spender zu fungieren, unterstützt werden. Die Sauerstoffmenge wird durch die Elektronenaufnahme reduziert, wodurch die Bildung reaktiver Sauerstoffspezies (ROS) verringert wird. Dadurch können Zellschäden vermieden und oxidativer Stress verringert werden.

Wechselwirkungen von Methylenblau mit Enzymen und Zellstrukturen

Je nach Wechselwirkung mit Enzymen und auch Zellstrukturen kann Methylenblau sehr unterschiedliche Wirkungen haben. Die Enzymaktivität kann beispielsweise erhöht werden und zwar jene, die an der mitochondrialen Energieproduktion beteiligt sind, wie z. B. NADH-Dehydrogenase und Cytochrom-c-Oxidase. Dies kann zu einer besseren Produktion von ATP führen, was letztendlich die Zelle in ihrer Energieversorgung unterstützt.

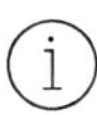

Definition NADH-Dehydrogenase:

Die NADH-Dehydrogenase ist ein Enzym der Atmungskette in den Mitochondrien. Bei einer Kopplungsreaktion katalysiert das Enzym die Oxidation von NADH, indem es das Coenzym Q reduziert und es mit der Translokation von Protonen aus dem Innenraum in den Intermembranraum, also dem Außenraum der Mitochondrien, verknüpft.

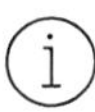

Definition Cytochrom-c-Oxidase:

Cytochrom-c-Oxidase (COX) ist ein mitochondrialer Atmungskettenkomplex, der die Oxidation von Cytochrom c und den damit verbundenen Elektronentransfer und die Reduktion von O_2 zu H_2O katalysiert.

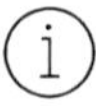

Definition ATP:

Ohne Adenosintriphosphat, kurz ATP, kann ein Lebewesen nicht überleben und verstirbt innerhalb von Sekunden. ATP ist unser wichtigstes Energiemolekül und der Hauptenergiespeicher aller Zellen. Es ist der Motor für alle tausenden laufenden täglichen Abläufe und Prozesse, die im Körper stattfinden. Ein Erwachsener produziert etwa 60–70 kg ATP pro Tag. Grundsätzlich lässt sich sagen, dass die Menge dem Körpergewicht einer Person entspricht. Bei Höchstbedarf kann dieser Bedarf auch auf 100 kg erhöht werden. Es kommt jedoch nicht zu einer Überproduktion oder übermäßigen Speicherung in der Zelle, da ATP bereits nach 5 Sekunden Belastung vollständig aufgebraucht ist und von neuem produziert werden muss.

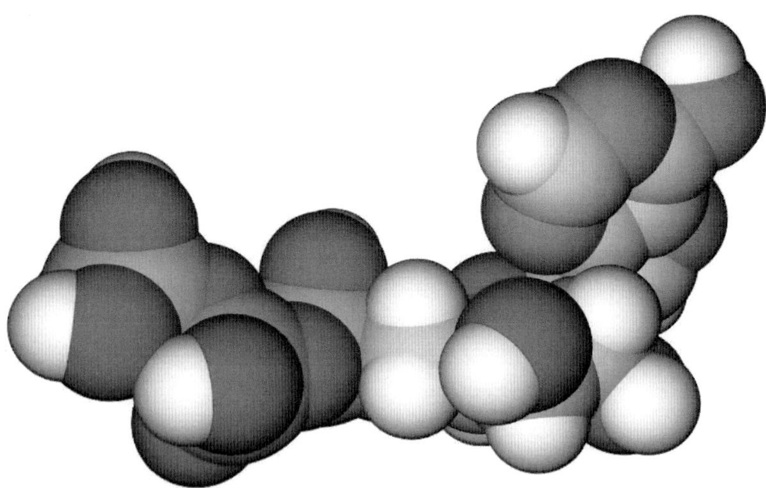

Des Weiteren ist Methylenblau auch in der Lage, bestimmte Enzyme in deren Aktivität zu blockieren, die unter anderem dafür verantwortlich sind, reaktive Sauerstoffspezies, sogenannte ROS, zu produzieren, wodurch oxidativer Stress maßgeblich reduziert wird.

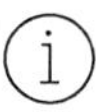

Definition reaktive Sauerstoffspezies (ROS) und oxidativer Stress:

Reaktive Sauerstoffspezies, oft auch „Sauerstoffradikale" oder „Freie Radikale" genannt, sind schädliche Sauerstoffformen, die eine wichtige pathophysiologische Rolle bei oxidativem Stress und damit bei vielen Krankheiten sowie im Alterungsprozess spielen.

Freie Radikale sind Moleküle und besitzen ein ungepaartes Elektron, was diese sehr reaktionsfreudig und zugleich aggressiv macht. Durch diese Unausgeglichenheit docken sie an anderen Molekülen und Atomen an, um sich zu vervollständigen, in dem sie diesen ein Elektron stehlen. Dadurch entstehen weitere freie Radikale. Unser Körper und die Enzyme sind im normalen Gesundheitszustand in der Lage, diese zu beseitigen und abzufangen, bei einer Flut an freien Radikalen ist dies jedoch nicht mehr möglich und es entsteht ein Ungleichgewicht von freien Radikalen und Radikalfängern, genannt oxidativer Stress. So kommt es zu Zellschädigungen und im schlimmsten Fall zu einer Veränderung und Beeinträchtigung der DNA. Diese DNA-Schäden werden dann bei der Zellteilung weitergegeben.

Im Körper werden reaktive Sauerstoffspezies in den Mitochondrien als Nebenprodukt der Zellatmung (über Monoaminoxidase und als Teil der Atmungskette in Komplex I und Komplex III) und durch Entzündungszellen erzeugt, um Viren und Bakterien zu zerstören. ROS (insbesondere Wasserstoffperoxid und Stickoxid) werden auch zum Schutz von Pflanzen vor Krankheitserregern eingesetzt.

Weitere wichtige Quellen reaktiver Sauerstoffspezies sind Umweltgifte und Zigarettenrauch.

Methylenblau kann weiterhin auch mit verschiedenen Zellstrukturen, einschließlich den Energiekraftwerken, den Mitochondrien, interagieren. Durch die Unterstützung des mitochondrialen Elektronentransports wird die zelluläre Energieproduktion verbessert, was uns Menschen wiederum mehr Energie verleiht, uns vitaler und somit gesünder macht. Ebenso beeinflusst Methylenblau die Durchlässigkeit der Mitochondrienmembran und reguliert dadurch die Freisetzung zellulärer Metaboliten.

Interaktionen und Kontraindikationen

Wie vieles, ist auch Methylenblau nicht gänzlich frei von Wechselwirkungen und es kann mit anderen Arzneimitteln zu Kontraindikationen kommen. Es gibt vor allem bestimmte Medikamente, die mit Methylenblau nicht parallel eingenommen werden sollten, da Methylenblau deren Wirkung verstärken oder auch abschwächen kann. Zu diesen gehören:

- Monoaminoxidasehemmer (MAO-Hemmer)
- Serotonin-Wiederaufnahmehemmer (SSRIs)
- Serotonin-Noradrenalin-Wiederaufnahmehemmer (SNRIs)
- Phenothiazine

Monoaminoxidasehemmer (MAO-Hemmer)

Dieses Medikament wird zur Behandlung von Depressionen eingesetzt und kann durch Methylenblau verstärkt werden, wodurch das Risiko eines Serotonin-Syndroms erhöht ist.

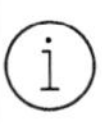

Definition Serotonin-Syndrom:

Das Serotonin-Syndrom wird durch einen Überschuss des Neurotransmitters Serotonin im Zentralnervensystem verursacht. Daher handelt es sich nicht um eine Krankheit im herkömmlichen Sinne, sondern vielmehr um eine Kombination aus vielen verschiedenen Symptomen, die durch die übermäßige Anreicherung von Serotonin verursacht werden.

Serotonin-Wiederaufnahmehemmer (SSRIs) und Serotonin-Noradrenalin-Wiederaufnahmehemmer (SNRIs)

Diese beiden Medikamente gehören zu den Antidepressiva und können durch Methylenblau die Wirkung von Serotonin im Gehirn verstärken, wodurch ebenfalls das Risiko eines Serotonin-Syndroms erhöht ist. Es bedeutet jedoch nicht, dass Betroffene, die beispielsweise SSRI einnehmen, die Hoffnung nun aufgeben müssen, auf Methylenblau umzusteigen. Es bedeutet schlichtweg eine langsame Entwöhnung des bisherigen Medikaments, bevor der Umstieg vorgenommen wird. Hier sollte jedoch auf jeden Fall der behandelnde Arzt zu Rate gezogen werden, bevor Medikamente einfach abgesetzt oder ausgeschlichen werden.

Phenothiazine

Dieses Medikament ist ein Antipsychotikum und kann die Wirkung von Methylenblau verringern oder gar aufheben.

Hinweis:

Da dies nur einige Medikamente sind, von denen man weiß, dass sie in Wechselwirkung mit Methylenblau stehen, sollte stets ein Arzt konsultiert werden, wenn parallel Medikamente eingenommen und verschrieben werden, da es noch sehr viele unterschiedliche Arzneien gibt, die ebenfalls mit Methylenblau reagieren. Ihr Arzt weiß am besten, welche potenziellen Kontraindikationen auftreten können und welche notwendigen Maßnahmen ergriffen werden sollten, um diese von vorneherein zu vermeiden.

Es gibt weiterhin auch gewisse Krankheiten beziehungsweise Zustände, bei denen von einer Behandlung und Anwendung mit Methylenblau abgesehen werden sollte.

Glucose-6-Phosphat-Dehydrogenase-Mangel

Der Glucose-6-Phosphat-Dehydrogenase-Mangel (G6PD-Mangel) ist ein erblicher Defekt im Stoffwechsel der roten Blutkörperchen (Erythrozyten) und die weltweit häufigste Enzymmangelerkrankung. Durch diesen Defekt werden rote Blutkörperchen, die für den Sauerstofftransport im Blut unerlässlich sind, unter bestimmten Bedingungen im Blut sehr schnell zerstört, genannt Hämolyse, und verlieren dadurch ihre Funktion. Die Folge ist eine lebensbedrohliche Anämie, auch Blutarmut genannt, die über Stunden oder Tage akut sein kann und eine Bluttransfusion erfordert. Die Anämien können durch bestimmte Nahrungsmittel oder Medikamente und manchmal auch durch eine fieberhafte Infektion verursacht werden und in jedem Alter auftreten. Glücklicherweise ist die überwiegende Mehrheit der Menschen, die von G6PD-Mangel betroffen sind, sehr selten oder niemals einer solchen hämolytischen Krise ausgesetzt.

Methylenblau kann jedoch bei diesen Menschen mit G6PD-Mangel eine Hämolyse, den Abbau roter Blutkörperchen, verursachen, daher ist Methylenblau nicht bei dieser Erkrankung geeignet und sollte, wenn überhaupt, nur unter strengsten Beobachtungen des Arztes angewendet werden.

Nierenfunktionsstörung

Dies wurde bereits erwähnt, denn bei Patienten mit schwerer Nierenfunktionsstörung kann Methylenblau zu einer Ansammlung von Methylenblau-Metaboliten führen, die Nebenwirkungen verursachen können. Dazu gehört allerdings auch die Leberfunktionsstörung.

Schwangerschaft und Stillzeit

Da bis dato nicht genügend Informationen bezüglich einer Anwendung mit Methylenblau während der Schwangerschaft und Stillzeit vorliegen, wird empfohlen, das Methylenblau nur unter Aufsicht des behandelnden Arztes zu verwenden.

Kinder und ältere Menschen

Genau wie bei schwangeren und stillenden Frauen ist die Verwendung von Methylenblau bei Kindern und älteren Menschen nicht ausreichend erforscht worden und sollte daher nur mit Absprache eines Arztes stattfinden.

Vorsicht vor allergischen Reaktionen

Manche Menschen können eine allergische Reaktion auf Methylenblau zeigen, egal, ob äußerlich auf die Haut angewendet oder innerlich eingenommen. Bemerken Sie nach der Verwendung also Symptome wie Juckreiz, Schwellungen oder Atemnot, sollten Sie umgehend einen Arzt konsultieren.

Vorsicht bei niedrigem Blutdruck

Da Methylenblau den Blutdruck senken kann, sollten vor allem Menschen, die ohnehin schon unter einem niedrigen Blutdruck leiden, das Methylenblau mit Vorsicht genießen, da das Risiko eines weiteren Abfalls groß sein kann. Kontaktieren Sie auch hier besser einen Arzt, bevor Sie Methylenblau bei sich anwenden möchten.

Medizinische Anwendungen von Methylenblau

Eine der wichtigsten Anwendungen von Methylenblau ist die Diagnostik.

Es wird als Kontrastmittel zur Darstellung von Geweben und Organen in medizinischen Bildgebungsverfahren wie

- Zystoskopie,
- Angiographie und
- Lymphangiographie

eingesetzt. Mit Methylenblau kann Ihr Arzt eine genaue Diagnose stellen und eine geeignete Behandlung empfehlen. Darüber hinaus hat Methylenblau auch medizinische Eigenschaften und wird zur Behandlung vieler verschiedener Krankheiten eingesetzt. Beispielsweise wird es zur Behandlung von Methämoglobinämie eingesetzt, einer seltenen genetischen Erkrankung, die den Sauerstofftransport im Blut beeinträchtigt. Methylenblau wirkt als Reduktionsmittel und kann Methämoglobin im Blut reduzieren und so den Sauerstofftransport verbessern.

Eine weitere vielversprechende Anwendung von Methylenblau ist die Behandlung neurodegenerativer Erkrankungen wie Alzheimer und Parkinson.

Studien haben gezeigt, dass Methylenblau neuroprotektive Eigenschaften hat und die Bildung schädlicher Proteine im Gehirn reduzieren kann. Dies könnte zur Entwicklung neuer Therapeutika führen, um das Fortschreiten dieser Krankheiten zu verlangsamen oder sogar zu stoppen.

Darüber hinaus hat Methylenblau auch eine antibakterielle Wirkung und wird zur Behandlung von Infektionen eingesetzt.

Es kann gegen eine Vielzahl von Bakterien und Pilzen wirksam sein und hat sich bei der Bekämpfung von Infektionen, insbesondere multiresistenten Krankheitserregern, als vielversprechend erwiesen.

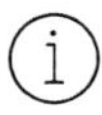

Definition multiresistente Krankheitserreger:

Kommt es zu bakteriellen Infektionen, spricht Antibiotika in der Regel sehr gut darauf an. Einige Bakterien reagieren jedoch auf viele Antibiotika nicht mehr. In diesem Fall handelt es sich um multiresistente Erreger – kurz MRE. Der bekannteste davon ist der Methicillin-resistente Staphylococcus aureus (kurz MRSA). Gegen diese Erreger sind die meisten Antibiotika wirkungslos.

Für gesunde Menschen ist das MRE und der Kontakt damit in der Regel völlig harmlos, aber es kann an andere weitergegeben werden. Menschen mit geschwächtem Immunsystem sind gefährdet, krank zu werden. Bei einer Infektion wird die Behandlung schwieriger, da nur wenige Antibiotika wirksam sind.

Methämoglobinämie-Behandlung

Unter Methämoglobinämie versteht man einen Anstieg der Methämoglobinkonzentration im Blut.

Methämoglobin ist ein Derivat von Hämoglobin, dem roten Blutkörperchenfarbstoff, der den Sauerstoff für den Transport durch den Körper bindet.

Da Methämoglobin nicht in der Lage ist, Sauerstoff zu binden, und das Hämoglobin so verändert, dass Sauerstoff nur noch aufgenommen, aber nicht mehr abgegeben werden kann, ist Methämoglobinämie durch eine systemische Sauerstoffunterversorgung gekennzeichnet, die sich durch eine Reihe anderer Manifestationen äußert, wie zum Beispiel:

- Hautverfärbung,
- Kurzatmigkeit,
- Verwirrtheit,
- Müdigkeit und
- Schwindel.

Eine Methämoglobinämie tritt auf, wenn der Anteil von Methämoglobin am gesamten Hämoglobingehalt im Blut seinen physiologischen Wert überschreitet. Es gibt dabei keinen genauen Schwellenwert, es heißt jedoch, dass bei einem gesunden Menschen der Methämoglobinanteil etwa 3 % beträgt. Die ersten klinischen Symptome treten ca. bei 10 % und schwere Sauerstoffunterversorgungen im Gewebe (vor allem im Gehirn mit Verwirrtheit, Schwindel, Bewusstseinsstörungen) ab 30 % auf. Lebensgefahr besteht bei einem Methämoglobingehalt von bis zu 40 %.

Hämoglobin (Hb) ist ein Protein, das aus 4 Untereinheiten besteht. Jede Untereinheit verfügt über ein Eisenatom in der zweiten Oxidationsstufe, das Sauerstoffmoleküle binden und abgeben kann.

Wenn ein Eisenatom zu einem Eisenatom oxidiert wird, entsteht Methämoglobin (MetHb). Wie bereits erwähnt, kann Methämoglobin keinen Sauerstoff binden, aber stattdessen die Umgebung des Hämoglobins in einer Weise verändern, dass Sauerstoff nicht mehr abgegeben, sondern nur noch aufgenommen wird. Die gesamte Sauerstoffversorgung im Körper ist beeinträchtigt.

Ursachen einer Methämoglobinämie

Angeborene Methämoglobinämie und erworbene Methämoglobinämie sind grundsätzlich zu unterscheiden. Angeborene Variationen resultieren aus genetischen Defekten des Hämoglobins oder aus Enzymen, die die Hämoglobinoxidation verhindern, diese sind jedoch ziemlich selten.

Normalerweise wird Methämoglobinämie durch eine Vergiftung mit Oxidationsmitteln verursacht. Als Erreger kommen verschiedene Substanzen in Betracht: Im klinischen Alltag wird eine Methämoglobinämie am häufigsten nach der Gabe mehrerer Medikamente beobachtet, darunter Dapson, ein Antirheumatikum, und Lokalanästhetika vom Amid-Typ. Auch aromatische Amino- und Nitroverbindungen, wie z. B. Anilin oder Nitrobenzol, sind bekannte Aktivatoren. Pökelsalz und Spinatgerichte, die nicht gekühlt aufbewahrt wurden, können zu einer Nitritvergiftung führen. Weitere Ursachen können unter anderem folgende sein:

- **Kohlenmonoxid**
- **Formaldehyd**
- **Poppers, eine Partydroge**
- **Schwermetalle wie Cadmium, Kupfer und Aluminium**
- **Fluorid, beispielsweise in der Zahnpasta**
- **Haushalts-Reinigungsprodukte auf Chlordioxid-Basis**
- **Chemikalien in Shampoos, Seifen und Deodorants**

Symptome und Anzeichen einer Methämoglobinämie

Welche Symptome bei dieser Erkrankung auftreten und wie sie sich entwickeln, hängt zum einen vom Alter des Patienten ab. Andererseits wird die Schwere der Symptome auch durch Erkrankungen des Herzens oder der Blutgefäße beeinflusst. Bleibt der Methämoglobinspiegel im Blut unter 3 %, haben die Betroffenen in der Regel keine Symptome.

Ab mehr als drei Prozent treten erste Anzeichen einer Hypoxie auf. Dies können Kopfschmerzen, Schwindel oder Atemnot sein. Darüber hinaus wird die Haut blasser und grauer. Wenn die Methämoglobin-Konzentration 10 %

übersteigt, werden Haut und Schleimhäute blau (zyanotisch) und das arterielle Blut wird deutlich sauerstoffarm (hypoxisch). Bei einem Methämoglobinspiegel im Blut von etwa 30–50 % kann es zu schwerwiegenden Atemwegserkrankungen sowie einer eingeschränkten Gefäßfunktion kommen. Das Blut verdunkelt sich und ähnelt der Farbe von Schokolade. Verstärkter Schwindel, möglicherweise kurzfristiger Bewusstseinsverlust und ein ausgeprägtes Schwächegefühl sind die Folge. Sobald die Konzentration auf mehr als 50 % ansteigt, ist es nicht mehr möglich, das Gehirn ausreichend mit Sauerstoff zu versorgen, und es kommt zu neurologischen Störungen. Der Patient fällt in einen tiefen Zustand der Bewusstlosigkeit und das Herz reagiert mit Herzrhythmusstörungen. Methämoglobinblutspiegel über 70 % sind mit einer hohen Sterbewahrscheinlichkeit verbunden.

Die Behandlung mit Methylenblau

Methylenblau kann bei einer Methämoglobinämie sehr gut eingesetzt werden. Die Behandlung umfasst die intravenöse Injektion von Methylenblau. Der Stoff selbst ist ein Methämoglobinproduzent, kann jedoch bei hohen Methämoglobinkonzentrationen die Demethylierung, also die Abspaltung von einer Methylgruppe aus einem Molekül, beschleunigen, während sich bei einem Methämoglobingehalt von etwa 10 % ein Gleichgewicht einstellt. In sehr schweren Fällen ist eine Austauschtransfusion eine Behandlungsoption.

Um eine symptomatische Methämoglobinämie zu behandeln, wird Methylenblau als Infusion, für die Dauer von etwa fünf Minuten, mit einer Dosis von 1–2 mg/kg Körpergewicht verabreicht. Der Methämoglobinspiegel sinkt dann meist innerhalb von 1–2 Stunden nach der ersten Infusion und nur in seltenen Fällen sollte eine Wiederholung der Infusion nach 30 bis 60 Minuten erfolgen. Insgesamt gilt diese Therapie als sicher, lediglich ein Glucose-6-Phosphat-Dehydrogenase-Mangel ist eine Kontraindikation.

Bei Patienten, die mit Methämoglobinämie ins Krankenhaus eingeliefert und mit Methylenblau behandelt werden, wirkt es als wirksames Gegenmittel, indem es Methämoglobin wieder in Hämoglobin umwandelt und seine Sauerstofftransportkapazität wiederherstellt. Der benötigte Sauerstoff kann dann zu Zellen und Gewebe transportiert werden. Sobald die Sauerstoffversorgung wiederhergestellt ist, sollten alle beim Patienten auftretenden Symptome verschwunden sein. Die überwiegende Mehrheit des medizinischen Personals weiß gar nicht, dass Methylenblau nicht nur das oxidierte Hämoglobin wieder in die ursprüngliche Form zurückverwandelt, sondern die Wirkung noch viel weitreichender ist. 2018 wurde eine Studie durchgeführt und die Verwendung von Methylenblau auf toxisches Cyanid getestet. Das Ergebnis war ganz klar, denn Methylenblau kann den zerstörten Zellstoffwechsel nach einer Vergiftung wieder in Ordnung bringen. Ist ein Methämoglobinämie angeboren, kann Methylenblau oral verabreicht werden. Mehr zur oralen Verabreichung und der richtigen Dosierung erfahren Sie im Kapitel **„5.2 Empfohlene Dosierungen“.**

Neurologische Anwendungen

Um die Neuroprotektion, also den Schutz der Nervenzellen und Nervenfasern, zu unterstützen, verfügt Methylenblau über mehrere Mechanismen, die nachfolgend genannt werden.

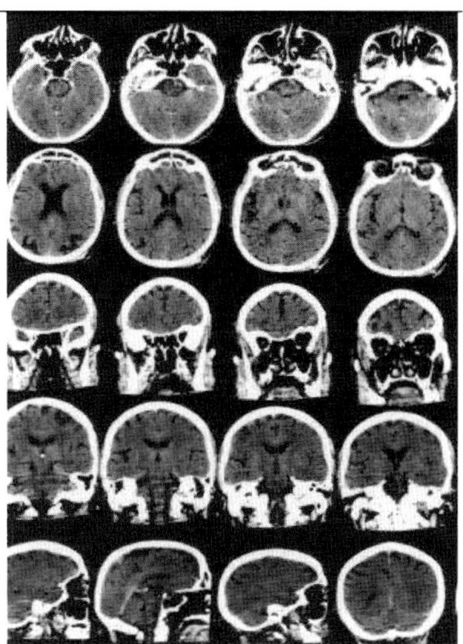

Die Funktion der Mitochondrien wird verbessert

Methylenblau hat eine sehr wirkungsvolle Eigenschaft, die die Funktion der Mitochondrien optimiert und steigert. Der Transport der Elektronen innerhalb der Atmungskette wird unterstützt und somit wird der Energiestoffwechsel in den Zellen verbessert. Oxidativer Stress wird dadurch reduziert und die allgemeine Funktion der Zellen wird verbessert.

Die Proteinsynthese wird gehemmt

Kommt es zu neurodegenerativen Erkrankungen, wie der Parkinson-Krankheit, sammeln sich bestimmte Proteine in den Nervenzellen an und verklumpen, was früher oder später die Zellen schädigt. Methylenblau mit seinen Eigenschaften hemmt die Bildung solcher Proteinaggregate und verhindert dadurch den Tod der Zellen.

Antioxidative Wirkung

Methylenblau hat antioxidative Eigenschaften, die zur Reduzierung von oxidativem Stress beitragen können. Wie bereits erwähnt, ist oxidativer Stress das Ergebnis eines Ungleichgewichts zwischen der Produktion reaktiver Sauerstoffspezies und der Fähigkeit des Körpers, diese zu beseitigen.

Oxidativer Stress schädigt Zellen, einschließlich der Neuronen, während Methylenblau den oxidativen Stress im Körper verringert und gleichzeitig die Funktionen der Zellen schützt.

Entzündungen werden gehemmt

Zu den vielen Eigenschaften, die Methylenblau aufweist, gehört auch die entzündungshemmende Eigenschaft. Entzündungen spielen eine Rolle bei der Entstehung und dem Fortschreiten neurodegenerativer Erkrankungen wie der Parkinson-Krankheit. Durch die Unterdrückung der Entzündungsreaktion kann Methylenblau die Neuroprotektion fördern.

Methylenblau und sein Potenzial bei der Behandlung von Alzheimer

Methylenblau besitzt die faszinierende und hilfreiche Eigenschaft, dass es sich prinzipiell nach der Einnahme im Gehirn anreichert, was bedeutet, dass das Potenzial von Methylenblau ganz klar bei der Demenz und allen anderen Arten von Störungen, die das Gehirn betreffen, liegt.

Forscher aus Amerika untersuchten damals die Auswirkungen einer Einzeldosis Methylenblau (280 mg) und deren Auswirkungen auf die mentale Leistungsfähigkeit von 26 Personen. Die freiwilligen Probanden im Alter von 22 bis 62 Jahren sollten Methylenblau oder ein Placebo oral einnehmen und anschließend zwei unterschiedliche Aufgaben lösen, während diese einer MRT unterzogen wurden: Ein psychomotorischer Wachsamkeitstest maß die Aufmerksamkeit, während ein verzögerter Mustererkennungstest das Kurzzeitgedächtnis testete. Im Aufmerksamkeitstest wurde kein signifikanter Unterschied beobachtet. Beim Gedächtnistest hingegen erhielten diejenigen, die Methylenblau einnahmen, 7 % mehr richtige Antworten. Dementsprechend zeigte das MRT eine stärkere Aktivierung in Bereichen, die für die Gedächtnisbildung wichtig sind. Beispielsweise ist das Zentrum für Assoziationen im Parietallappen während der Prägephase in der Gruppe, die das Methylenblau einnahmen, besonders aktiv. Eine Erklärung ist, dass die mitochondriale Atmungskette stimuliert wird, was wiederum die Stoffwechselaktivität in aktivierten Bereichen des Gehirns verbessert.

Diese Ergebnisse, kombiniert mit Beweisen für eine positive Wirkung auf das Langzeitgedächtnis, welche in früheren Studien bei Tieren getestet wurde, und einem günstigen Sicherheitsprofil, machen Methylenblau sehr interessant für die Behandlung der Alzheimer-Krankheit.

Leider ist nach wie vor noch nicht ganz schlüssig, wodurch Alzheimer und andere Formen von Demenz verursacht werden. Seit Jahrzehnten stand die Finanzierung der Genforschung im Fokus, da angenommen wurde, dass die Alzheimer-Krankheit durch einen Gendefekt verursacht wird, dies konnte jedoch nicht schlüssig bewiesen werden. Aufgrund des Glaubens an genetische Ursachen wurden andere Faktoren, die zur Entstehung der Krankheit beitragen können, nicht vollständig untersucht.

Eine bahnbrechende Studie aus dem Jahr 2017 ergab, dass der mitochondriale Stoffwechsel mit zunehmendem Alter des Gehirns abnimmt, was die Ursache für viele neurologische Erkrankungen sein könnte, darunter Alzheimer und Parkinson.

Wenn Ihr Gehirn über genügend Energie verfügt, kann es in Bezug auf Gedächtnis, Konzentration, Aufmerksamkeit usw. effizient arbeiten. Da die Gehirnaktivität abnimmt, nimmt mit zunehmendem Alter auch die Fähigkeit, zu denken, sich zu erinnern und zu artikulieren, ab.

In den letzten Jahren wurde die Rolle von Stickstoffmonoxid bei der Entstehung und dem Fortschreiten von Demenzerkrankungen wie der Alzheimer-Krankheit bekannt. Beispielsweise wurde festgestellt, dass sich Stickstoffmonoxid im Gehirn von Menschen mit Alzheimer-Krankheit um Plaque, also die Ablagerungen im Gehirn, herum ansammelt. Es wird auch angenommen, dass Stickstoffmonoxid für den Zelltod im Gehirn bei der Alzheimer-Krankheit und anderen Formen der Demenz verantwortlich sein könnte. All dies deutet darauf hin, dass die Verwendung eines Stickstoffmonoxidhemmers wie Methylenblau bei der Behandlung von Demenz besonders wirksam sein könnte.

Die Wirksamkeit von Methylenblau

In einer Studie aus dem Jahr 2019 nahmen Menschen mit Alzheimer täglich 8–16 mg Hydromethylthionin, eine Vorstufe von Methylenblau, ein und überwachten dabei die Gehirnfunktion. Tatsächlich erwies sich diese Behandlung als vorteilhaft für die Patienten und verlangsamte den kognitiven Verfall um mehr als 85 %.

Wenn eine Therapie über 65 Wochen wie in der Studie den geistigen Verfall um 85 % reduziert und bei 100 % ein Patient als geheilt gilt, dann ist man mit diesem Mittel schon auf einem sehr guten Weg.

Die richtige Dosierung bei Demenz

Für diejenigen, die sich für den Einsatz von Hydromethylthionin bei der Behandlung der Alzheimer-Krankheit interessieren, ist das Fazit dieser Studie, dass die 200-mg-Dosis keinen größeren Nutzen zeigte als die viel niedrigere 8-mg-Dosis. Die Studie kam zu dem Schluss, dass die erwartete therapeutische Dosis bis zu 16 mg betrug und dass die Patienten von der höheren Dosis keinen Nutzen hätten.

Die Merkmale bei Alzheimer

Betrachtet man die Gehirne von Menschen mit Alzheimer-Krankheit, können einige gemeinsame Merkmale dieser Krankheit erkannt werden.

Eines der Merkmale sind deformierte Tau-Proteine, „neurofibrilläre Bündel" in Gehirnzellen, die Neuronen genannt werden.

1. Merkmal: Neurofibrilläre Bündel

Als Mäuse gentechnisch verändert wurden, um das Tau-Protein nicht mehr zu produzieren, begannen ihre Gehirnzellen, zu versagen, was Wissenschaftler zu der Annahme veranlasste, dass die abnormalen Tau-Proteine in den Alzheimer-Gehirnzellen eine Rolle bei dieser Krankheit spielen.

Ein japanisches Forschungsteam der Gakushina-Universität und der Keio University School of Medicine veröffentlichte 2019 eine Studie, die zeigt, dass Methylenblau dieses Problem lösen kann, indem es die Bildung von diesen Bündeln im Gehirn verhindert.

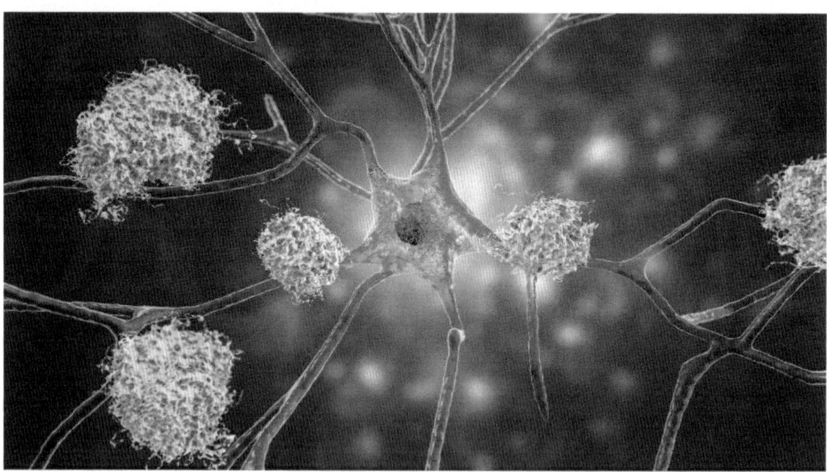

2. Merkmal: Beta-Amyloid-Plaques

Ein weiteres klassisches Merkmal des Gehirns von Menschen mit Alzheimer sind die Beta-Amyloid-Plaques, die die Gehirnzellen umgeben. Interessanterweise konnte wissenschaftlich nachgewiesen werden, dass Methylenblau die Bildung von Beta-Amyloid-Plaques an der Außenseite von Neuronen verhindert.

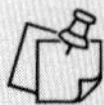

Anmerkung:

Beide Merkmale, so legen die Nachweise nahe, können mithilfe von Methylenblau aufgelöst werden, was für eine ursprüngliche Textilfarbe gar nicht so schlecht ist.

Stoffwechselmerkmale bei Alzheimer

Die Einzelheiten einer Demenz sind mitunter sehr komplex. Die Wahrheit lässt sich jedoch auch auf einen einfachen gemeinsamen Nenner bringen, wenn man erkennt, dass neurologische Erkrankungen wie Alzheimer und Parkinson mit einem gestörten mitochondrialen Stoffwechsel verbunden sind.

Betrachtet man die Merkmale der Alzheimer-Krankheit, wird deutlich, dass die Ansammlung von Beta-Amyloid-Plaques und neurofibrillären Bündeln höchstwahrscheinlich eher eine Folge als eine Ursache ist. Plaque und Bündel sind Nebenwirkungen, die auftreten, wenn ein zuvor effizienter Stoffwechsel gestört ist.

Nachfolgend erhalten Sie zwei Kennzeichen der Demenz sowie eine ausführliche Beschreibung der physiologischen Bedingungen, die Demenz und andere Formen der Neurodegeneration verursachen.

1. Merkmal: Schwächung der Funktion der mitochondrialen Atmungskette in Komplex IV

Eines der charakteristischen Stoffwechselsymptome der Alzheimer-Krankheit ist die beeinträchtigte Funktion des Komplexes IV in den Mitochondrien der Zelle. Komplex IV der Elektronentransportkette umfasst das Enzym Cytochrom-c-Oxidase, das direkt mit Sauerstoff interagiert und den letzten Schritt der Zellatmung katalysiert.

Es wurde festgestellt, dass Methylenblau eine regenerierende Wirkung auf den Komplex IV hat, indem es seine Aktivität um 30 % und den Sauerstoffverbrauch um 37 bis 70 % steigert.

2. Merkmal: Abgeschwächter Glukosespiegel im Gehirn

Eine Studie an der Lewis Katz School of Medicine der Temple University in Philadelphia, die sich genauer mit den Stoffwechselstörungen beschäftigte, die bei Demenz auftreten, hat herausgefunden, dass eines der frühesten Symptome von Alzheimer darin besteht, die Glukosemenge im Gehirn zu reduzieren.

Aufgrund dieser Ergebnisse können alle Formen von Demenz und neurodegenerativen Erkrankungen als „Gehirndiabetes“ bezeichnet werden, da Gehirnzellen keine Glukose verwerten können. Welche Rolle spielt Methylenblau also dabei, dass Zellen Glukose wieder nutzen können?

Eine Studie aus dem Jahr 2015 ergab, dass die Behandlung von Astrozyten, also den sternförmigen Gliazellen im Gehirn und Rückenmark, mit Methylenblau die Glukoseaufnahme und die ATP-Produktion in den Zellen signifikant steigerte.

Die Kombination von Methylenblau und Rotlicht-Therapie bei Demenz

Bei der Behandlung von Hirnerkrankungen gibt es zwei Behandlungsformen, die vielversprechend sind.

Methylenblau- und Rotlichttherapie sind weithin untersuchte Methoden zur Verbesserung der mitochondrialen Atmung im Gehirn, da sie den Zellstoffwechsel direkt beeinflussen und Defizite beheben. Methylenblau und Rotlicht haben ähnliche positive Auswirkungen auf die Mitochondrienfunktion, oxidative Schäden und auf entzündete Bereiche. Die Kombination von Methylenblau mit Rotlichttherapie in einem Demenz-Behandlungsprogramm scheint ein vielversprechender Ansatz zu sein, um die therapeutische Wirkung zu maximieren und die Regeneration geschädigter Gehirnzellen zu beschleunigen.

Methylenblau in der Parkinson-Therapie

Aus den genannten Gründen bei Alzheimer wird Methylenblau auch der Parkinson-Krankheit als unterstützende Therapie eingesetzt. Da Methylenblau, wie bereits mehrfach erwähnt, die Funktion der Mitochondrien verbessert und oxidativen Stress reduziert, führt dies unweigerlich zu einer Verbesserung der Symptome der Parkinson-Krankheit. Sie sollten jedoch stets bedenken, dass Methylenblau unter all seinen Fähigkeiten nicht in der Lage ist, die Parkinson-Krankheit zu behandeln oder gar vollständig zu heilen.

Intraoperative Nutzung und Gewebevisualisierung

Methylenblau wird in der Chirurgie häufig als intraoperativer Farbstoff eingesetzt, um sowohl das Gewebe, die Blutgefäße und die Strukturen als auch die Lymphknoten zu visualisieren, also sichtbar zu machen.

Während einer Operation wird Methylenblau dafür verwendet, um das Gewebe und die umliegenden anatomischen Strukturen einzufärben, damit diese besser sichtbar sind. Für den Chirurgen ist es dadurch besser möglich, die Verläufe von Nervenbahnen, Blutgefäßen und auch Lymphgefäßen nachzuvollziehen sowie zu identifizieren.

Auch die Onkologie, also die Lehre von Krebs und Tumoren, macht sich Methylenblau während den Operationen zunutze. Durch die Markierung und Einfärbung der Lymphknoten können diese leichter erkannt und besonders bei der Behandlung von Krebs somit einfacher entfernt werden. Doch nicht nur zum Einfärben wird Methylenblau intraoperativ genutzt, sondern auch, um Undichtigkeiten, sogenannte Leckagen, in den Hohlorganen wie Darm oder Blase zu erkennen. Dem Chirurgen ist es durch Methylenblau nun besser möglich, das „Leck" visuell zu erkennen, um die entsprechenden Maßnahmen einzuleiten. Wie bereits erwähnt, visualisiert Methylenblau auch die Blutgefäße und somit ebenso den Blutfluss in den Geweben und Organen. Verstopfungen und Durchblutungsstörungen können dadurch besser erkannt und der Blutfluss kann allgemein leichter von den Chirurgen überwacht werden.

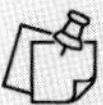

Anmerkung:

Wie genau Methylenblau bei solchen intraoperativen Eingriffen eingesetzt wird und welche Dosis verwendet wird, hängt ganz von der Art des Eingriffs sowie den individuellen Bedürfnissen des Patienten ab. Weiterhin können auch dadurch Nebenwirkungen wie allergische Reaktionen auftreten, ebenso wie temporäre Verfärbungen der Körperflüssigkeiten und des Gewebes.

Des Weiteren ist auch Methylenblau in der Brustkrebschirurgie von besonderer Bedeutung, allen voran, um Wächterlymphknoten besser zu identifizieren und letztendlich zu entfernen.

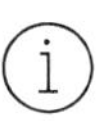

Definition Wächterlymphknoten:

Der Sentinel-Knoten, also der Wächterlymphknoten, ist der erste Knoten (manchmal gibt es mehrere davon), durch den Lymphflüssigkeit vom Tumor abgeleitet wird. Lymphatische Metastasen (Krebsausbreitung über das Lymphsystem) erfolgen zunächst immer über den Wächterlymphknoten. Andererseits lässt sich aufgrund des fehlenden Krebsbefalls im Wächterlymphknoten und damit z. B. im Hinblick auf die Behandlung ableiten, dass es bisher nicht zu einer Metastasierung des Lymphsystems gekommen ist und eine Operation beziehungsweise eine Entfernung anderer Lymphknoten nicht erforderlich ist.

Nachfolgend finden Sie einige Informationen zur Verwendung von Methylenblau bei Brustkrebsoperationen:

Die Markierung der Wächterlymphknoten

Während der Brustkrebsbehandlung ist es wichtig, Wächterlymphknoten zu identifizieren und zu entfernen, da sie die erste Station für das Wachstum von Krebszellen sind. Methylenblau wird häufig zur Markierung von Wächterlymphknoten verwendet, um deren Identifizierung während einer Operation zu erleichtern. Durch das Injizieren direkt in den Tumor beziehungsweise in das umliegende Gewebe kann der Lymphfluss und sein Weg durch die Bahnen verfolgt werden, wodurch Lymphknoten, die von Krebs befallen sind, identifiziert werden.

Bessere und leichtere Entfernung der Lymphknoten

Durch die im ersten Schritt mögliche Identifikation der befallenen Lymphknoten mithilfe von Methylenblau ist es den Chirurgen nun besser möglich, den Wächterlymphknoten während der Operation besser zu erkennen und dann zu entfernen. Dadurch wird nicht nur das Risiko minimiert, gesunde Lymphknoten zu entfernen, sondern es ermöglicht auch eine gründlichere Entfernung der erkrankten Knoten.

Etwaige Komplikationen können reduziert werden

Methylenblau bei der Verwendung während einer Brustkrebsoperation reduziert maßgeblich potenzielle Komplikationen, denn dadurch, dass Wächterlymphknoten genau identifiziert und entfernt werden, verringert sich automatisch das Risiko von Lymphödemen, Infektionen sowie anderen postoperativen Komplikationen.

Psychische Störungen und Depressionen

Derzeit leiden weltweit mehr als 350 Millionen Menschen an einer klinischen Depression, dies ist jedoch nur die Zahl der offiziell diagnostizierten Patienten. Die Wahrheit ist jedoch, dass ein jeder irgendwann in seinem Leben eine depressive Zeit erlebt. Es ist daher wichtig, zu verstehen, was bei einer Depression im Körper passiert und wie bestenfalls damit umgegangen werden kann.

Vielen Menschen werden selektive Serotonin-Wiederaufnahmehemmer (SSRI) verschrieben. Diese weisen eine endlose Liste schwerwiegender Nebenwirkungen wie

- Gewichtszunahme,
- Schlafstörungen,
- sexuelle Dysfunktion,
- emotionaler Rückzug,
- Schläfrigkeit,
- Unruhe,
- Zittern,
- Kopfschmerzen,
- verschwommener Blick,
- manisches Verhalten,
- Psychosen,
- Halluzinationen,
- Selbstmordgedanken

auf.

Es bleibt natürlich fraglich, ob eine Depression durch einen Mangel des Neurotransmitters Serotonin verursacht wird.

Die Serotonin-Hypothese ist falsch

Die Serotonin-Hypothese der klinischen Depression existiert seit mehr als 50 Jahren und basiert auf einem Serotoninmangel als Ursache der Depression. Und diese Theorie basiert auf der gesamten Behandlungsstrategie mit SSRI-Medikamenten, die von Millionen Menschen auf der ganzen Welt angewendet wird.

Jedoch gibt es ein Problem: Die Serotonin-Hypothese wurde nie bewiesen. Tatsächlich ist die Vorstellung, dass ein unzureichender Serotoninspiegel Depressionen verursacht, so weit von der Realität entfernt, dass sogar die wissenschaftliche Gemeinschaft in einer Rezension aus dem Jahr 2015 diese Hypothese als eine Theorie bezeichnete, die von Herstellern populär gemacht wurde, um Medikamente zu verkaufen.

Zusammenhang zwischen Depression und Stress

Seit Jahrzehnten ist bekannt, dass Stress depressive Symptome verursacht. Im Januar 2021 führten die USA und China gemeinsam eine Studie durch und veröffentlichten die Ergebnisse in der Fachzeitschrift *Translational Psychiatry*.

Sie untersucht Depressionen bei Jugendlichen anhand eines stressbedingten Depressionsmodells.

Zu den drei wichtigsten biologischen Wirkungen von Stress, die in der Forschung gefunden wurden, gehören:

- Stress verursacht Depressionen und Angstzustände,
- Stress erhöht den Spiegel des Stresshormons Kortisol und
- Stress senkt den Grundumsatz.

Zweifellos ist das moderne Leben fast immer von leichten und manchmal schweren Stressfaktoren geprägt – und dies trägt zur Depressionsepidemie bei uns und den Menschen um uns herum bei. Die zitierte Studie kam zu dem Schluss, dass Stress als Grundursache einer Depression bezeichnet werden kann.

Depression als Stoffwechselkrankheit

Das Gehirn ist insofern einzigartig, als sein metabolischer Energiebedarf von Glukose abhängt. Es ist auch einzigartig, da es im Verhältnis zu seinem Gewicht mehr Energie verbraucht als der Rest des Körpers. Obwohl das Gehirn nur etwa 2 % des Gesamtgewichts eines Menschen ausmacht, verbraucht es etwa 20 % der Körperenergie – auch wenn es nicht aktiv arbeitet. Beim Lesen, Sport oder anderen Aktivitäten, die kognitive Funktionen erfordern, verbrauchen Gehirnzellen noch mehr Energie. Tatsächlich verbraucht das Gehirn etwa zehnmal mehr Energie pro Gramm Gewebe als der Rest des Körpers.

Wenn nicht genügend Glukose vorhanden ist, die wichtigste Energiequelle für den Gehirnstoffwechsel, ist auch nicht genügend Glukose für das Gehirn vorhanden. In diesem stoffwechselgestörten Zustand erfährt die Person alle Gefühle, Verhaltensweisen, Anzeichen und Symptome einer Depression.

Eine Studie aus dem Jahr 2017 fand einen Zusammenhang zwischen einer schlechten Stoffwechselgesundheit und Depressionen.

Aus diesem Grund sind Frauen häufiger von Depressionen betroffen als Männer

Laut der Harvard University leiden Frauen doppelt so häufig an schweren Depressionen wie Männer. Diese Schlussfolgerung basiert auf einer großen Studie aus dem Jahr 2017, die geschlechtsspezifische Unterschiede in der Depressionsrate ab dem 12. Lebensjahr zeigte, wobei Frauen und Mädchen doppelt so häufig an Depressionen leiden als Männer.

Doch selbst die Harvard-Universität hat bekanntermaßen nicht viel dazu zu sagen, warum Frauen relativ anfälliger für Depressionen sind, und stellt fest, dass unklar ist, warum es bei Depressionen geschlechtsspezifische Unterschiede gibt.

Der Grund dafür, dass Frauen anfälliger für Depressionen sind als Männer, gleicht dem Grund, warum Frauen zwei- bis dreimal häufiger an Migräne oder zehnmal häufiger an einer Autoimmunerkrankung leiden: der Östrogenspiegel im weiblichen Körper. Es ist kein Zufall, dass um den 22. bis 24. Tag des Menstruationszyklus, wenn der Östrogenspiegel sein Maximum erreicht, die Häufigkeit von Depressionen proportional zunimmt.

Die folgenden Signalwerte veranschaulichen, warum Frauen häufiger an Depressionen erkranken als Männer.

- Östrogen steigert den Serotoninspiegel. Eine Wirkung von Östrogen ist eine erhöhte Serotoninproduktion. Diese Ergebnisse legen nahe, dass Östrogen die Serotoninsynthese steigern kann, was Fachleute an der University of Washington schlussfolgerten.
- Östrogen steigert den Kortisolspiegel. 2007 untersuchte eine Studie bei 37 Frauen den Einfluss von Östrogen bei oraler Einnahme. Dabei konnte festgestellt werden, dass die Serumkonzentration des Stresshormons Kortisol 67 % höher war als bei der Kontrollgruppe. Wie wir wissen, ist Stress die Ursache für Depressionen.
- Östrogen unterdrückt die Schilddrüsenfunktion. Östrogen erhöht den Spiegel mehrfach ungesättigter freier Fettsäuren im Blut. Diese Fettsäuren unterdrücken das Immunsystem, hemmen die Zellatmung und beeinträchtigen die Schilddrüsenfunktion erheblich. Das Endergebnis einer östrogen-induzierten Schilddrüsenunterfunktion ist eine zelluläre Unfähigkeit, Glukose zu oxidieren, und eine Abnahme des Grundumsatzes, was beides direkt mit Depressionen zusammenhängt.
- Östrogen steigert den Stickstoffmonoxid-Spiegel. Es ist bekannt, dass Östrogen die Bildung von Stickstoffmonoxid induziert, indem es das Enzym aktiviert, das Stickstoffmonoxid synthetisiert. Stickstoffmonoxid spielt nachweislich eine wichtige Rolle bei Depressionen.

Stickstoffmonoxid ist sehr bedeutend bei Depressionen

Um Depressionsmechanismen verstehen zu können, müssen Sie die kulturellen Überzeugungen für die Serotonin-Hypothese beiseiteschieben und stattdessen den größeren biologischen Zusammenhang betrachten.

Solange die Gesellschaft, die Ärzte, einige wissenschaftliche Experten sowie ganzheitliche Therapeuten Stickstoffmonoxide eindimensional betrachten, wird dabei Folgendes missverstanden: Eine geringe Konzentration von Stickstoffmonoxid schützt unsere Nerven, was bedeutet, dass diese in dem

Fall neuroprotektiv sind, während höhere Konzentrationen an Stickstoffmonoxid entzündliche Prozesse in den Nervenzellen verursachen und damit neurotoxisch, also als Nervengift, wirken.

Mit steigendem Stickstoffmonoxidspiegel im Gehirn und Körper steigt auch die Menge an zwei bestimmten freien Radikalen: die hochreaktiven Stickstoffverbindungen, genannt reaktive Stickstoffspezies, und die schädlichen Sauerstoffformen, genannt reaktive Sauerstoffspezies. Dies führt zu einer erhöhten Produktion entzündungsfördernder Zytokine, also zuckerhaltiger Proteine. Stickstoffmonoxid ist für viele der Entzündungsherde verantwortlich, die häufig bei Menschen mit Depressionen auftreten.

Stickstoffmonoxid-Hemmer bei Depressionen

In den letzten Jahren wurde der Einsatz von Stickstoffmonoxidhemmern als Antidepressiva untersucht.

Die gezielte Behandlung mit Stickstoffmonoxid scheint bei der Behandlung von Depressionen viel erfolgversprechender zu sein als die gezielte Behandlung mit Serotonin und anderen Neurotransmittern, da Stickstoffmonoxid die Freisetzung von Neurotransmittern und Zytokinen steuert.

In einer Studie zwang man Ratten, zu schwimmen, und reduzierte dabei gleichzeitig Stickstoffmonoxid. Dies hatte die gleiche Wirkung wie ein Antidepressivum, was bedeutet, dass es ihnen half, die Hoffnung zu bewahren und zu schwimmen, anstatt aufzugeben und zu ertrinken.

Auch hier deutet alles auf Methylenblau hin, ein Medikament, das bekanntermaßen die Stickstoffmonoxidbildung auf verschiedene Weise wirksam blockiert und seit über einem Jahrhundert in der Psychiatrie eingesetzt wird.

Methylenblau und Depressionen

In einer Studie erhielten Menschen mit schwerer Depression drei Wochen lang einmal täglich eine Dosis Methylenblau und ihr Zustand verbesserte sich deutlich im Vergleich zu denen, die ein Placebo erhielten.

Es ist erwähnenswert, dass eine Verbesserung bereits mit einer sehr niedrigen Dosis von nur 15 mg pro Tag erreicht wurde, was ganz klar darauf schließen lässt, dass Methylenblau hilfreich bei Depressionen ist.

Methylenblau bei bipolarer Störung

Früher als manische Depression bekannt, kennt man sie heute als bipolare Störung – eine psychische Krankheit, die durch schwere Stimmungsschwankungen mit emotionalen Höhen und Tiefen gekennzeichnet ist.

Versuche mit Methylenblau an Patienten begannen in den 1980er Jahren. Aufgrund des erneuten Interesses wurden in den letzten Jahren mehrere Studien dazu durchgeführt. Im Jahr 1986 wurde in einer zweijährigen Studie mit 31 Menschen mit bipolarer Störung eine Tagesdosis von 300 mg Methylenblau mit einer Dosis von 15 mg verglichen. Alle Teilnehmer wurden auch zusätzlich mit Lithium behandelt. Die 17 Teilnehmer dieser Studie litten deutlich weniger unter Depressionen, wenn sie 300 mg Methylenblau (wie im ersten Jahr der Studie) anstelle von 15 mg Methylenblau (wie im zweiten Jahr) erhielten. Die tägliche Einnahme von 300 mg Methylenblau hat sich demnach als sinnvolle Ergänzung zu Lithium bei der Langzeitbehandlung manisch-depressiver Psychosen erwiesen.

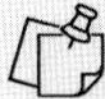

Anmerkung:

Es ist zu beachten, dass die Einnahme von Lithium, eine damalige Standardbehandlung bei bipolaren Störungen, möglicherweise schwerwiegende Folgen haben könnte, darunter

- Zittern,
- Akne,
- Übelkeit,
- vermehrter Speichelfluss,
- Gewichtszunahme,
- Gedächtnisprobleme,
- Nierenversagen,
- ein sechsfach erhöhtes Risiko einer Schilddrüsenunterfunktion und
- eine ungewöhnlich hohe Urinproduktion, bekannt als Polyurie.

Eine Zustandsverbesserung der Patienten hätte in dieser Studie sogar noch größer sein können, wenn nicht gleichzeitig Lithium verabreicht worden wäre.

Die Dalhousie University in Halifax, Kanada, war der Ausgangspunkt für eine Studie aus dem Jahr 2017, in der Lamotrigin – ein Medikament, das auch zur Behandlung von bipolaren Störungen eingesetzt wird – in Kombination mit Methylenblau eingesetzt wurde. Die Teilnehmer nahmen drei Monate lang entweder 15 mg oder 195 mg Lamotrigin und Methylenblau ein und wechselten dann für die nächsten drei Monate zur anderen Methylenblau-Dosis. Die Studie zeigte, dass die Behandlung mit 195 mg Methylenblau die Restsymptome von Depressionen und Angstzuständen bei Patienten mit bipolarer Störung verbesserte. Viele Patienten nahmen auch nach Studienende weiterhin Methylenblau ein.

Methylenblau kann die Vergangenheit und den Umgang damit erleichtern

Einer der bemerkenswertesten und faszinierendsten Vorteile von Methylenblau für das Gehirn besteht darin, dass es dem Anwender ermöglicht, die mit vergangenen Situationen verbundenen negativen Gefühle loszuwerden und gleichzeitig die positiven Aspekte dieser Ereignisse beizubehalten und Ängste und Traumata zu überwinden. In der wissenschaftlichen Welt wird von Angstunterdrückung gesprochen. In der realen Welt leiden alle Menschen, die diese Art der Therapie benötigen, an einer posttraumatischen Belastungsstörung (PTBS). Auch wenn dies nun etwas vom Thema „Depression" abzuweichen scheint, gibt es dennoch einige Überschneidungen, weswegen dies etwas genauer erläutert wird.

Im Jahr 2014 wurde Personen mit schwerer Klaustrophobie, also Platzangst, Methylenblau verabreicht, dadurch sollte festgestellt werden, ob die Angst auf diese Weise beseitigt werden kann.

In einer im *American Journal of Psychiatry, eine Fachzeitschrift,* veröffentlichten Studie wurden die Patienten sechsmal für jeweils fünf Minuten in einen kleinen dunklen Raum gebracht; sie erhielten gleichzeitig entweder 260 mg Methylenblau oder ein Placebo. Der Vorgang wurde einen Monat später wiederholt und das Angstniveau der Teilnehmer wurde ermittelt.

Untersuchungen zeigten, dass Menschen, die diese „Konfrontationssitzungen" erfolgreich abgeschlossen hatten (also weniger Angst nach dem Aufenthalt), nach ihrer zweiten Methylenblau-Gabe noch weniger ängstlich waren. Interessanterweise schnitten diejenigen, die „die Konfrontationssitzungen nicht bestanden hatten", bei der nächsten Gabe von Methylenblau nochmals schlechter ab, was bedeutete, dass die Angst nach dem ersten Aufenthalt in der Kammer weiterhin sehr stark war und beim zweiten Mal noch weiter zunahm.

In mancher Hinsicht waren die Ergebnisse jedoch vielversprechend, weswegen man schlussfolgerte, dass Methylenblau das Gedächtnis verbessert und gleichzeitig die Angstlöschung speichert, wenn es nach einer erfolgreichen Konfrontationssitzung verwendet wird. Dennoch kann es einen nachteiligen Effekt auf die Angstbeseitigung haben, wenn es nach einer fehlgeschlagenen ersten Konfrontationssitzung ein zweites Mal verwendet wird.

Eine randomisierte, kontrollierte Studie aus dem Jahr 2017 an Menschen mit chronischer posttraumatischer Belastungsstörung ergab, dass Methylenblau in Kombination mit einer imaginären Konfrontationstherapie die Beseitigung von Angstzuständen bei diesen Menschen beschleunigte.

Beispiel:

Die Patienten sollten sich bei einer Spinnenphobie nur vorstellen, wie sie in ihren Händen eine große Spinne halten, ohne dies tatsächlich zu tun.

Forschungsanwendungen von Methylenblau

Zellkultur- und Mikroskopietechniken

Methylenblau spielt eine wichtige Rolle bei der Zellfärbung und der Zellvisualisierung in der Mikroskopie und Zellbiologie. Die Verwendung von Methylenblau zur Markierung zellulärer Strukturen und Organellen, wie beispielsweise der Mitochondrien, erfolgt häufig durch Zugabe einer Methylenblaulösung auf die Zellen oder das Gewebe, welches untersucht werden soll. Durch die Aufnahme des Farbstoffs von den Zellen bindet sich Methylenblau an die gewünschten Strukturen und diese sind wiederum unter dem Mikroskop sichtbar zur Analyse und präzisen Betrachtung.

Hinsichtlich der verschiedenen Arten der Verwendung wird Methylenblau vor allem wie folgt eingesetzt.

Zur Verstärkung des Kontrasts

Dies wurde bereits mehrfach erwähnt: Methylenblau wird sehr oft verwendet, um den Kontrast von Zellen und Geweben zu erhöhen.

Dadurch, dass es sich an unterschiedliche Zellstrukturen bindet, ermöglicht Methylenblau so eine bessere Differenzierung verschiedener Zelltypen und Gewebe unter dem Mikroskop. Durch die Zugabe von Methylenblau zur Zellprobe kann die Sichtbarkeit feiner Details und Strukturen erhöht werden.

Färbung von Nukleinen

Methylenblau kann zur Färbung von Nukleinen, also Zellkernen, verwendet werden. Durch seine Bindung an die DNA (Desoxyribonukleinsäure) und RNA (Ribonukleinsäure) im Zellkern werden so die Sicht und die Untersuchung des Zellkerns unter dem Mikroskop ermöglicht. DNA-Schäden können auf diese Weise untersucht werden, der Zellkern kann besser identifiziert und die Zellteilung kann analysiert werden.

Test zur Lebensfähigkeit von Zellen

Methylenblau kann auch verwendet werden, um die Lebensfähigkeit von Zellen, also die Zellviabilität, zu bestimmen. Dies funktioniert, weil lebende Zellen das Methylenblau absorbieren und sich blau färben, während tote oder beschädigte Zellen kein Methylenblau absorbieren und daher farblos sind. Durch diesen Farbunterschied können lebende Zellen von toten oder beschädigten Zellen unterschieden werden.

Einfärbung von Bakterien

Methylenblau wird auch in der Bakteriologie zur Färbung von Bakterien eingesetzt. Es kann verwendet werden, um Bakterien unter einem Mikroskop sichtbar zu machen und ihre Form, Lage und Farbe zu untersuchen.

Methylenblau wird oft in Kombination mit anderen Färbemitteln wie der Gram-Färbung verwendet, um Bakterien anhand ihrer Zellwandstruktur zu klassifizieren.

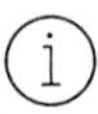

Definition Gram-Färbung:

Die Gram-Färbung ist eine differenzielle Färbemethode zur Beobachtung von Bakterien unter einem Lichtmikroskop. Bakterien werden anhand der Gramfärbung in grampositive (blaue Färbung) und gramnegative (rote Färbung) Bakterien eingeteilt. Für die Mikrobiologie ist die Gramfärbung eine der wichtigsten Färbungen.

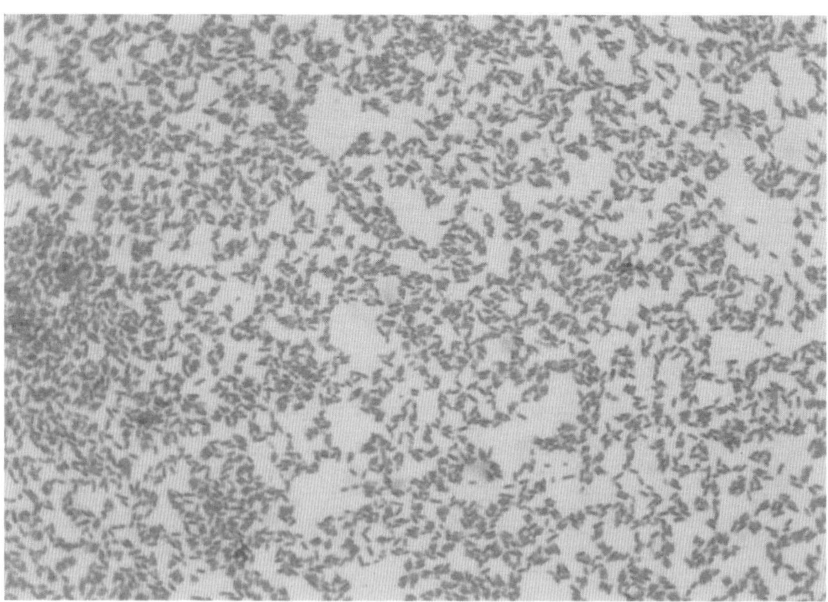

Visualisierung von Zellformen

Methylenblau kann auch zur Visualisierung der gesamten Zellform und deren Struktur verwendet werden, auch genannt Zellmorphologie. Zellformen, Zellmembranen, Organellen und andere Zellstrukturen können dadurch besser untersucht werden, was ganz besonders der Histologie und Pathologie zugutekommt, um Zellen und Gewebe zu untersuchen.

Weiterhin wird Methylenblau als Farbstoff auch in der Durchflusszytometrie verwendet. Zellen werden angefärbt, um diese besser und leichter zu analysieren.

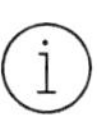

Definition Durchflusszytometrie:

Die Durchflusszytometrie ist eine Technik zur Analyse und Quantifizierung einzelner Zellen in einer Probe. Dabei werden Zellen durch einen Laserlichtstrahl geführt und die von den Zellen erzeugten Signale gemessen. Bei der Durchflusszytometrie wird eine Probe, die zu analysierende Zellen enthält, in einem kontinuierlichen Fluss durch einen engen Strömungskanal geleitet. Die Zellen wiederum passieren den auf sie gerichteten Laserstrahl. Wenn Zellen den Laserstrahl passieren, interagieren sie mit dem Licht und erzeugen verschiedene Signale, die gemessen werden können.

Nachfolgend einige Beispiele, wie Methylenblau in der Durchflusszytometrie angewendet wird.

Bestimmung der Lebensfähigkeit

Dies wurde bereits in diesem Kapitel erwähnt: Methylenblau kann zur Bestimmung der Zelllebensfähigkeit verwendet werden und lebende Zellen können von toten Zellen unterschieden werden.

Bestimmung der Zellanzahl

Mithilfe von Methylenblau lässt sich auch die Anzahl der Zellen bestimmen, sie können quasi gezählt werden. Mit Methylenblau gefärbte Zellen sind unter dem Mikroskop viel deutlicher sichtbar und somit auch besser zählbar. In Experimenten erweist sich dies als besonders nützlich, ebenso, wenn es darum geht, das Zellwachstum in Kulturen zu überwachen.

Analysierung des Zellzyklus

Dadurch, dass sich Methylenblau an die DNA im Zellkern bindet, ist es möglich, die Zellen in verschiedenen Phasen des Zellzyklus zu differenzieren.

Durch die Kombination von Methylenblau mit anderen DNA-bindenden Farbstoffen wie Propidiumiodid können detaillierte Zellzyklusanalysen durchgeführt werden.

Nachweis von Apoptose

Methylenblau kann auch zum Nachweis apoptotischer Zellen verwendet werden.

Apoptotische Zellen zeigen morphologische Veränderungen und DNA-Kondensation.

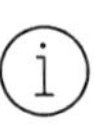

Definition Apoptose:

Unter dem Begriff Apoptose versteht man einen programmierten Zelltod, der auf natürliche Weise in vielen Geweben und Organen des Körpers auftritt. Dies ist ein wichtiger Mechanismus, um das physiologische Gleichgewicht im Körper aufrechtzuerhalten.

Apoptose spielt eine wichtige Rolle beim Zellwachstum und der Zelldifferenzierung, indem sie beschädigte oder infizierte Zellen eliminiert und das Zellwachstum und die Gewebeentwicklung reguliert.

Methylenblau kann verwendet werden, um diese Veränderungen sichtbar zu machen und apoptotische Zellen von gesunden Zellen zu unterscheiden.

Auch in der sogenannten Fluoreszenzmikroskopie findet Methylenblau als Farbstoff Anwendung. Dabei wird es auf Zellen oder das Gewebe, welches untersucht werden soll, als Lösung aufgetragen und von den Zellen absorbiert.

Definition Fluoreszenzmikroskopie:

Die Fluoreszenzmikroskopie ist eine Art der Lichtmikroskopie. Sie basiert auf der physikalischen Wirkung von Fluoreszenz, bei der fluoreszierende Farbstoffe (Fluorochrom) durch das Licht einer Wellenlänge stimuliert werden und so das Licht einer anderen Wellenlänge kurze Zeit später ausstrahlen. Spezielle Filter sorgen dafür, dass nur das ausgestrahlte Licht beobachtet wird.

Einige Substanzen haben die Fähigkeit, zu fluoreszieren (Autofluoreszenz), und müssen daher nicht gefärbt werden. Andere lassen sich gezielt mit speziellen Fluoreszenzfarbstoffen anfärben, wodurch Strukturen sehr selektiv und kontrastreich abgebildet werden.

Methylenblau selbst gehört nicht zu den fluoreszierenden Farbstoffen, doch bestimmte Bedingungen lassen es hingegen fluoreszieren. Kommt es beispielsweise zum Kontakt von Methylenblau mit Reduktionsmitteln, entsteht eine chemische Reaktion und daraus resultierend entstehen fluoreszierende Produkte, die mit einem Fluoreszenzmikroskop sichtbar gemacht werden.

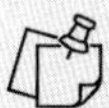

Anmerkung:

Auch wenn Methylenblau bei der Fluoreszenzmikroskopie teilweise Anwendung findet, so kommen andere Farbstoffe vermehrt zum Einsatz, da diese sich spezifisch an Moleküle oder Strukturen binden. Methylenblau bietet sich jedoch als Alternative an, sollten die spezifischen Farbstoffe nicht verfügbar sein.

Redox-Indikator in Experimenten

In biochemischen Experimenten dient Methylenblau als sogenannter Redox-Indikator, um den Redoxzustand von Enzymen oder etwaigen biochemischen Reaktionen zu überwachen.

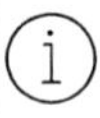

Definition Redox:

Aus der Messung und dem anschließenden Wert des Redoxpotentials können Informationen über Oxidations- und Reduktionsprozesse im Wasser gewonnen werden. Während bei der Oxidation Elektronen verloren gehen, werden bei der Reduktion Elektronen gewonnen. Dadurch entstehen Elektronenströme, deren Spannung das Messgerät für Redoxwerte in Millivolt (mV) anzeigt. Ähnlich wie die Messung des pH-Werts, der die Eigenschaften eines wässrigen Systems angibt, wird das Redoxpotential zur Reinigung von Wasser genutzt und charakterisiert die Fähigkeit, Elektronen abzugeben bzw. aufzunehmen. Im Bereich der Wasseraufbereitung wird das Redoxpotential häufig zur Kontrolle der Desinfektion mit Chlor oder Chlordioxid genutzt.

Beispiel:

Die Messung des Redoxpotentials in Schwimmbädern ist eine Methode, um die Wirksamkeit der Wasserdesinfektion zu bestimmen. Mithilfe einer speziellen Elektrode wird der Spannungswert in mV (Millivolt) ermittelt, der Aufschluss über das Verhältnis von Desinfektionsmittel (Chlor) zu Schadstoffen (organische Stoffe, Bakterien) gibt. Tatsächlich misst die Redoxspannung die Geschwindigkeit, mit der ein Desinfektionsmittel Keime abtöten kann.

Bereits in Kapitel **„2.3 Wirkungsmechanismen"** wurde beschrieben, dass Methylenblau ein Elektronenakzeptor und Elektronenspender sein kann und somit den Redoxzustand einer Reaktion anzeigt. Fungiert Methylenblau beispielsweise als Elektronenakzeptor, ändert es seine Farbe, wodurch der Redoxzustand der Reaktion messbar wird.

Wie genau Methylenblau als Redox-Indikator verwendet wird, hängt von der jeweiligen Anwendung ab. Beispielsweise kann der Redoxzustand überwacht werden, indem das Methylenblau in Lösungen gegeben wird. Auch die Reaktion kann beobachtet und gemessen werden, wenn es mit Enzymen gemischt wird, was unter den Begriff „Enzymkinetik" fällt. An den Redoxreaktionen, bei denen Elektronen übertragen werden, sind häufig die Enzyme beteiligt, das bedeutet, dass Methylenblau von einem reduzierten Enzym seine Elektronen aufnimmt und somit als Elektronenakzeptor fungiert. Es kommt dadurch zu einer Farbveränderung von Methylenblau, wodurch der Redoxzustand des Enzyms messbar wird.

Oxidativer Stress und redoxaktive Moleküle

Die Untersuchung von oxidativem Stress und Redoxmolekülen hat gezeigt, dass Methylenblau den Redoxzustand von biologischen Molekülen wie

- Proteinen,
- Enzymen oder
- DANN

Messen kann, und nicht nur das, denn Methylenblau kann weiterhin als Redoxindikator verwendet werden, um das Ausmaß der durch ROS (reaktive Sauerstoffspezies) verursachten oxidativen Schäden zu messen. Beispielsweise kann es mit einer Probe vermischt werden und die Farbänderung von Methylenblau zeigt den Redoxzustand der Probe an. Wenn also reaktive Sauerstoffspezies vorhanden sind und der Körper unter oxidativem Stress leidet, können sie die Methylenblau-Elektronen einfangen und dadurch den Redoxzustand der Probe ändern.

Darüber hinaus kann Methylenblau auch zur Messung des Redoxzustands von Redoxmolekülen wie Glutathion verwendet werden.

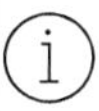

Definition Glutathion:

Glutathion ist eine natürliche Substanz, die in den meisten menschlichen Zellen vorkommt. Grundsätzlich sind alle Zellen im Körper in der Lage, Glutathion zu produzieren. Allerdings wird es hauptsächlich in der Leber produziert, wo der Vitalstoff eine große Rolle spielt. Die höchsten Glutathionkonzentrationen finden sich in der Leber sowie in unserem Blut und unseren Immunzellen.

Glutathion ist das wichtigste Antioxidans des Körpers. Dieser leistungsstarke Radikalfänger bekämpft aggressive Sauerstoff- und Wasserstoffradikale, die Zell- und Gewebeschäden verursachen können. Darüber hinaus hilft Glutathion auch bei der Regeneration anderer wichtiger Antioxidantien wie Vitamin C und Vitamin E.

Methylenblau mit seinen Eigenschaften und Fähigkeiten erweist sich in der biochemischen Forschung als sehr nützliches Werkzeug, wenn es darum geht, den Redoxzustand zu kontrollieren. Aus diesem Grund wird Methylenblau häufig in Experimenten zur Untersuchung des Einflusses von Redoxreaktionen auf biologische Prozesse eingesetzt.

In den 1940er und 1950er Jahren wurde der Methylenblau-Redoxtest verwendet, um die Frische von Milch durch indirekte Bestimmung des Sauerstoffgehalts der Milch zu bestimmen.

Redoxreaktion von Milch und Methylenblau

Nach Zugabe einiger Tropfen Methylenblau in ein Glas Milch wird der Farbstoff proportional zum Sauerstoffgehalt dunkler. Das bedeutet, je weniger Sauerstoff in der Milch enthalten ist (also je verdorbener die Milch ist), desto schneller verschwindet die blaue Farbe. Während Milch nicht wirklich schlecht wird, weil sie fermentiert wird, um andere nahrhafte Lebensmittel wie Joghurt und Käse herzustellen, möchten Verbraucher sie im Allgemeinen doch frisch und nicht sauer. In diesem Zusammenhang wird davon gesprochen, dass die Milch verdorben ist, wenn der Sauerstoff aufgebraucht ist und die darin lebenden Zellen gezwungen sind, Energie durch die Fermentation (Vergärung ohne Sauerstoff) und nicht durch Oxidation (Vergärung mit Sauerstoff) zu erzeugen.

Mit dem Methylenblau-Reduktionstest kann die Haltbarkeit von Milch genauso bestimmt werden wie mit jeder anderen verfügbaren Methode. Auf diese Weise wird die Milch wie bei allen anderen Milchqualitätsprüfungen mit großer Genauigkeit in drei oder vier Qualitätskategorien eingeteilt. Dieser Test ist kostengünstig und gilt für Bakteriologen, die sich auf Milch und Milchprodukte spezialisiert haben, als nahezu genauso zuverlässig wie jede andere Methode.

Redoxreaktion auf der Haut

Das Auftragen eines Tropfens Methylenblau auf die Haut hat die gleiche Wirkung wie Milch: Je schneller das Blau verschwindet, desto größer ist die Hypoxie, also ein Mangel an Sauerstoff in den betroffenen Geweben. Da Methylenblau Sauerstoff ersetzt, wird dieser umso schneller verbraucht, je weniger Sauerstoff im Hautgewebe vorhanden ist. Wenn ein Tropfen Methylenblau in weniger als sechs Stunden vollständig verschwindet, deutet das auf eine lokale Hypoxie hin.

DNA-Färbung und Analyse

Dass Methylenblau zum Einfärben in der Medizin und in Experimenten verwendet wird, wurde nun mehrfach erwähnt und erläutert. Dies liegt unter anderem nicht nur an seinen vielen positiven Eigenschaften und Fähigkeiten, sondern auch an der kostengünstigen Alternative, die Methylenblau bietet. Im Gegensatz zu teuren DNA-Farbstoffen wie

- **Ethidiumbromid und**
- **SYBR-Green DNA-Farbstoff,**

die in der Biochemie und Molekularbiologie verwendet werden, ist das Methylenblau in Laboren eine beliebte Wahl, wenn das Budget begrenzt ist. Außerdem ist Methylenblau nicht so toxisch wie Ethidiumbromid, was die Anwendung und auch die anschließende Entsorgung anbelangt.

In sogenannten Agarosegelelektrophorese-Experimenten dient Methylenblau zur Visualisierung von DNA-Banden.

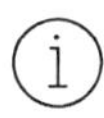

Definition Agarosegelelektrophorese:

Die Agarosegelelektrophorese ist eine molekularbiologische Technik, mit der Nukleinsäureketten (RNA oder DNA) nach ihrer Größe getrennt und durch den Vergleich mit Ketten in bekannter Größe bestimmt werden können. Lange Agarose-Polymerfasern werden zu einem Gel vernetzt. Je höher die Agarosekonzentration, desto weniger Poren lassen sich in dem Gel finden. Die Gelelektrophorese funktioniert wie ein Molekularsieb. Ein elektrisches Feld wird verwendet, um negativ geladene Nukleinsäuremoleküle durch die Gelmatrix zu ziehen, wodurch kleinere Moleküle sich schneller durch das Gel bewegen und Fasern entsprechend ihrer Größe getrennt werden können.

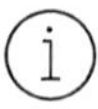

Definition DNA-Bande:

DNA-Bande werden durch das Verfahren der Agarosegelelektrophorese sichtbar und umfassen ein Bereich im Agarosegel, ein Gel, welches am häufigsten verwendet wird. Die DNA-Proben werden in dieses oder auch in ein anderes Gel gegeben und einem elektrischen Feld ausgesetzt. Die DNA-Bande bewegen sich durch das Gel, wobei sich kleinere Fragmente schneller bewegen als größere Fragmente. DNA-Banden entstehen, weil die DNA-Fragmente unterschiedlich groß sind und sich daher mit unterschiedlicher Geschwindigkeit durch das Gel bewegen. Kleinere Fragmente können die Poren des Gels leichter passieren und erreichen das Ende des Gels schneller als größere Fragmente. Dadurch entstehen sichtbare Bereiche im Gel, sogenannte DNA-Banden. Mit Färbemitteln wie Methylenblau werden diese Bande sichtbar gemacht.

Wird Methylenblau bei diesem Verfahren verwendet, bindet es sich an die DNA und fügt sich zwischen Basenpaaren ein, wodurch die DNA sowohl mit bloßem Auge als auch mit ultraviolettem Licht sichtbar wird.

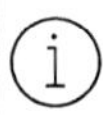

Definition Basenpaar:

Ein Basenpaar bezieht sich auf zwei stickstoffhaltige Basen in der DNA oder RNA, die zueinander komplementär und durch Wasserstoffbrückenbindungen verbunden sind. Die Anzahl der Basenpaare in einem Gen ist ein wichtiges Maß für die im Gen gespeicherte Information.

Doch bei alldem ist zu beachten, dass Methylenblau möglicherweise eine geringere Empfindlichkeit aufweist als andere DNA-Farbstoffe, was bedeutet, dass die Erzeugung von sichtbaren DNA-Banden eventuell auch eine höhere Konzentration an DNA erforderlich macht.

Das Potenzial von Methylenblau für quantitative DNA-Analyseverfahren

Es ist nicht nur so, dass Methylenblau eine kostengünstigere Variante darstellt, es kann auch bei einem DNA-Analyseverfahren verwendet werden, bei dem die DNA nachgewiesen und quantifiziert wird, auch genannt Real-Time PCR oder quantitative PCR (qPCR).

Bei diesem Analyseverfahren fungiert das Methylenblau als Fluoreszenzfarbstoff, der an die DNA bindet und die DNA-Amplifikation in der PCR-Reaktion steuert. Durch diese Bindung kommt es zu einer veränderten Intensität der Fluoreszenz, was mit einem Messgerät gemessen werden kann. Anhand einer Standardkurve, die als Vergleich dient, kann die amplifizierte DNA-Menge bestimmt werden.

Oxidativer Stress und Altersforschung

Durch seine Fähigkeit, Zellschäden zu reduzieren und ausschließlich die bedrohlichen Zellen aufzusuchen, ist Methylenblau prädestiniert dazu, oxidativen Stress im Körper zu verringern und die reaktiven Sauerstoffspezies zu neutralisieren.

Eine übermäßige Anzahl an reaktiven Sauerstoffspezies führt in den meisten Fällen zu Zell- und Gewebeschäden, was vielerlei Krankheiten, wie Herz-Kreislauf-Erkrankungen, Krebs und neurodegenerative Krankheiten, verursachen, sich aber auch allgemein auf den Alterungsprozess negativ auswirken kann. Doch das blaue Wundermittel kann Abhilfe schaffen. Wie bereits erwähnt, haben solche Radikale, wie die ROS, ein Elektron zu wenig, was sie so angriffslustig und zugleich gefährlich macht. Da Methylenblau ähnlich wie ein Antioxidans wirkt, gibt es diesen Radikalen Elektronen ab und macht sie dadurch unschädlich. Gleichzeitig erhöht Methylenblau die Aktivität jener Enzyme, die an der Eliminierung der ROS beteiligt sind, wie beispielsweise die Superoxiddismutase.

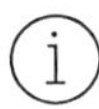

Definition Superoxiddismutase:

Superoxiddismutase beschreibt Enzyme mit entzündungshemmenden und antioxidativen Eigenschaften. Diese Enzyme bieten der Haut Schutz vor Umwelteinflüssen. Außerdem neutralisiert dieses Antioxidans die aggressiven Superoxidradikale. Dadurch kann sich die Haut beruhigen und wirkt gesund und strahlend.

Des Weiteren verbessert Methylenblau die Funktion der Mitochondrien, die natürlicherweise reaktive Sauerstoffspezies durch die Zellatmung produzieren. Allein durch diese Optimierung kann der oxidative Stress im Körper reduziert werden, der maßgeblich an der Zellalterung beteiligt ist, aufgrund dessen, weil er die Zellstruktur und die DNA schädigen kann. Im Alter nimmt die Funktion der Mitochondrien ab, was unweigerlich dazu führt, dass weniger Energie im Körper vorhanden ist und die Anfälligkeit für altersbedingte Krankheiten ansteigt. Methylenblau unterstützt die Aktivität der Atmungskette, indem es den mitochondrialen Elektronentransport verbessert und damit die Energieproduktion steigert. Doch nicht nur die verbesserte Mitochondrienfunktion ist ein positives Resultat. Auch die Biogenese, also die Bildung neuer Mitochondrien, fördert Methylenblau. Dazu fügt sich noch der letzte Punkt, denn Methylenblau hemmt eine mitochondriale Dysfunktion, die bei verschiedenen Krankheiten wie

- Alzheimer-Krankheit,
- Parkinson-Krankheit und
- mitochondrialen Störungen

auftritt. Es kann eine potenzielle Störung der Mitochondrienmembran und den Zelltod verhindern. Es ist also deutlich sichtbar, dass Methylenblau eine faszinierende Wirkung auf genau die kleinen Zellorganellen hat, ohne die jedes Lebewesen nicht überlebensfähig ist. Dies führt direkt zur positiven Auswirkung, die Methylenblau auf die Zellalterung hat.

Einfluss von Methylenblau auf die Zellalterung

Natürlich wird niemand vom natürlichen Alterungsprozess, den jeder Körper durchlebt, verschont, doch es gibt Mittel und Wege, die diesen Vorgang erheblich verlangsamen und zudem positiv beeinflussen. Methylenblau gehört zu den immer beliebteren Anti-Aging-Mitteln, da es die unterschiedlichen Mechanismen der Zellalterung beeinflussen kann. Die Verbesserung der Mitochondrienfunktion und die Reduzierung von oxidativem Stress mögen die Hauptgründe sein, doch Methylenblau kann zudem noch die Autophagie aktivieren und steigern, wodurch der Alterungsprozess verlangsamt wird.

Definition Autophagie:

Schon immer war es der Wunsch der Menschen, ewig jung und schön zu sein, weswegen immer mehr Wege gesucht werden, wie dies möglich ist. Der Körper als ein Wunderwerk besitzt tatsächlich die Fähigkeit, auf ganz natürliche Weise die eigenen Zellen zu erneuern und die Qualität dieser zu erhalten. Genau dieser Prozess wird unter dem Begriff Autophagie, aus dem lateinischen *auto* = selbst und *phagie* = verdauen, verstanden.

Was genau passiert bei dieser Zellverjüngung und wie funktioniert diese?

Unser Organismus ist ein großartiger Recycler und verschwendet keinerlei Ressourcen. Sind innerhalb der Zellen Bausteine kaputt oder beschädigt, werden diese einfach abgebaut und neu verwertet. Dies kann man sich in etwa so vorstellen: Ein bestimmter Bestandteil innerhalb einer Zelle kann seiner natürlichen Funktion nicht mehr richtig nachgehen und wird nun abgebaut. Die chemischen Überreste, die dadurch entstehen, werden aber erneut verwendet. Um diese Überreste bildet sich eine Art Beutel, der wiederum in eine Doppelmembran eingeschleust und als Autophagosom bezeichnet wird. Zu diesem Autophagosom kommt nun ein anderer Bestandteil einer Zelle, das Lysosom, auch Magen der Zelle genannt. Lysosome kann man sich wie Bläschen vorstellen, die gewisse Enzyme besitzen, damit körpereigene Stoffe und auch Fremdstoffe abgebaut werden können. Das, was bei diesem Vorgang nun übrig bleibt, wird für den Zellstoffwechsel genutzt.

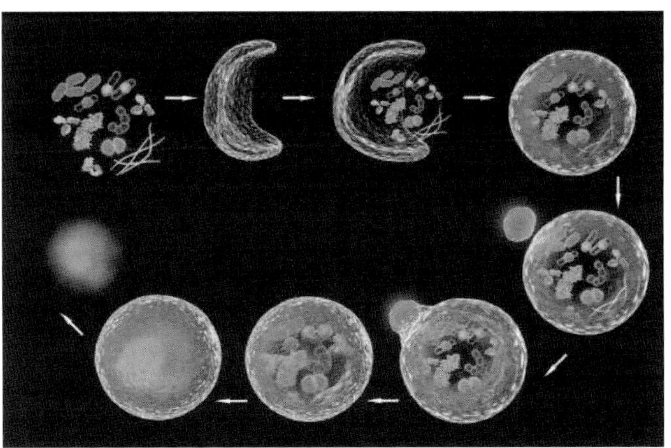

Vor allem in Bezug auf die Altersforschung kommt dem Methylenblau eine Bedeutung zu, da die vielen genannten Aspekte positiv auf Methylenblau reagieren. Insgesamt bietet Methylenblau vielversprechende Möglichkeiten zur Untersuchung von oxidativem Stress und möglicherweise zur Entwicklung neuer Ansätze zur Behandlung von Krankheiten, die mit oxidativem Stress zusammenhängen.

Praktische Anwendung und Dosierung

DARREICHUNGSFORMEN UND VERFÜGBARKEIT

Methylenblau ist in verschiedenen Formen erhältlich, darunter als kristallines Pulver oder auch in flüssiger Form. Während sowohl das Pulver als auch die flüssige Form in der Mikroskopie verwendet wird, ist für den Endverbraucher meist die flüssige Form ohne Verschreibungspflicht erhältlich.

Hinweis:

Als ein Nahrungsergänzungsmittel ist Methylenblau allerdings nicht zugelassen und darf darunter auch nicht verkauft werden. Weiterhin ist die Verwendung von Methylenblau als Lebensmittelzusatzstoff in der EU nicht erlaubt.

Sie können es entweder in einigen Apotheken oder in diversen Online-Shops erwerben. Die üblich angebotene Menge als flüssige 1-%-Lösung beläuft sich meist auf 100 ml. Größere Einheiten sind hingegen für den medizinischen und den textilen Bereich vorgesehen und werden von bestimmten Chemieunternehmen hergestellt. Um Anbieter speziell für Endverbraucher aus dem Internet von chemischen Firmen zu unterscheiden, achten Sie auf den Verkauf von weiteren gesundheitsfördernden Produkten oder Nahrungsergänzungsmitteln.

Achten Sie dabei auf Folgendes:

- Das Methylenblau sollte in einer Braunglasflasche angeboten werden, sodass ein UV-Schutz gewährleistet ist.
- Achten Sie auf die Bezeichnung „Reinst USP" („purissimum, puriss." steht für eine außergewöhnlich reine Qualität mit einem Substanzgehalt von mindestens 99 %, oft mit Analysezertifikat; anhand herkömmlicher Analyseverfahren können keine Fremdstoffe nachgewiesen werden).
- Es sollte sich um eine Lösung mit 1 % Methylenblau und 99 % reinstes Wasser handeln.
- Vorzugsweise sollte es in Deutschland hergestellt werden.

In flüssiger Form erhalten Sie das Methylenblau mit einer Pipette oder Ähnlichem, sodass Sie dieses leicht zu Getränken hinzufügen und auch so einnehmen können. Wichtig zu erwähnen ist, und dies ist völlig normal, dass sich Ihr Urin etwa 4 bis 12 Stunden nach der Einnahme von Methylenblau blau färbt. Weiterhin gibt es noch folgende Präparate:

- **Augentropfen**: Augentropfen mit Methylenblau können auch zur Behandlung von Augenerkrankungen wie Keratitis oder Hornhautschäden eingesetzt werden.
- **Injektionslösung**: Methylenblau wird üblicherweise als Lösung zur intravenösen Injektion verwendet. Diese Form wird häufig in der medizinischen Diagnose und Behandlung verwendet, beispielsweise zur Gewebefärbung oder einer Methämoglobinämie-Behandlung.
- **Tabletten oder Kapseln:** Methylenblau ist auch in Form von Tabletten oder Kapseln zum Einnehmen erhältlich. Diese Form wird manchmal zur Behandlung von Harnwegsinfektionen oder zur Senkung des Methämoglobinspiegels eingesetzt.
- **Topische Creme oder Salbe:** Methylenblau kann auch als topische Creme oder Salbe verwendet werden. Diese Form wird häufig zur Behandlung von Hautinfektionen oder Wunden eingesetzt.

Egal, für welche Form des Methylenblaus Sie sich entscheiden, um es bei Ihnen selbst anzuwenden, es ist wichtig, dass Sie darauf achten, nur die reinsten pharmazeutischen Produkte zu kaufen, um Verunreinigungen, etwa mit giftigen Schwermetallen, zu vermeiden. Achten Sie auf das ***USP-Zeichen*** **(United States Pharmacopeia)**, was der Arzneibuchqualität entspricht und den höchsten Reinheitsgrad kennzeichnet.

Empfohlene Dosierungen

Methylenblau hat bei niedriger und hoher Dosierung völlig unterschiedliche Wirkungen. Es wird als „hormetischer Effekt" bezeichnet, wenn die Wirkung niedriger Dosen der Wirkung hoher Dosen entgegengesetzt ist.

In niedrigen Dosen wirkt Methylenblau als Antioxidans in den Mitochondrien und erhöht die Effizienz des Elektronentransfers zwischen den vier Komplexen in der mitochondrialen Elektronentransportkette. Dadurch entstehen bei der oxidativen Phosphorylierung weniger Superoxidradikale.

Methylenblau kann auch verhindern, dass Elektronen aussickern, was durch alles verursacht werden kann, was die mitochondriale Funktion hemmt, wie beispielsweise Chemikalien und Gifte in der Umwelt. Infolgedessen wird der grundlegende Stoffwechsel verbessert. In hohen Dosen kann Methylenblau den gegenteiligen Effekt haben, indem es die Bildung von freien Radikalen und oxidativem Stress fördert, indem es Elektronen aus dem

Elektronentransportkettenkomplex stiehlt, als Pro-Oxidans wirkt und eine Zunahme reaktiver Sauerstoffspezies (ROS) verursacht.
Insgesamt stützt der potenzielle Anstieg des oxidativen Stresses, der durch hohe Dosen Methylenblau verursacht wird, die Annahme, dass niedrige Dosen besser sind als hohe.

Da Methylenblau von der US-Arzneimittelbehörde FDA nur für die Behandlung von Methämoglobinämie zugelassen ist, steht für andere Erkrankungen noch keine zuverlässige Dosierung zur Verfügung. Es gibt jedoch keinen Mangel an klinischen Studien, anhand derer sich die sichere und wirksame Dosierung ermitteln lässt.

Die in klinischen Studien üblicherweise beim Menschen verwendete Dosis von Methylenblau beträgt 2 mg/kg. Diese Dosis verursacht nur selten Nebenwirkungen und bei Dosen von 1 mg/kg treten Nebenwirkungen noch seltener auf. Bei Dosen über 2 mg/kg beginnt Methylenblau, als Monoaminoxidase-Hemmer zu wirken, was die Wirkung von Serotonin verstärkt und zu anderen Nebenwirkungen des Serotonin-Syndroms führt. Dazu gehören beispielsweise:

- Benommenheit
- höhere Herzfrequenz
- Kopfschmerzen
- Kurzatmigkeit
- Schmerzen in der Brust
- Schwitzen
- Übelkeit
- ungewöhnliche Hautempfindungen wie Kribbeln, Brennen oder Taubheitsgefühl
- Unruhe
- Verwirrung

Die ideale Menge, die über einen Tag verteilt als Gesamtmenge eingenommen werden kann, liegt zwischen 10 und 60 mg.

Die Dosis, die am vorteilhaftesten erscheint, liegt zwischen 10 mg am Tag beziehungsweise 2 mg pro Kilogramm Körpergewicht am Tag auf mehrere Dosen verteilt.

Hinweis:

Wie bereits darauf hingewiesen, fehlen aktuell noch aussagekräftige Untersuchungen zur Anwendung von Methylenblau bei Kindern, schwangeren und stillenden Frauen sowie älteren Menschen. Es ist daher sicherer, wenn Sie zuerst mit einem Arzt darüber sprechen, der eine individuelle Dosierung für Sie zusammenstellt und die Behandlung bei Ihnen beobachtet.

Aufgrund des eben genannten Hinweises sind die nun folgenden Dosierungen auf den Erwachsenen ab 50 kg ausgerichtet.

Empfohlen ist der Beginn einer Methylenblau-Therapie mit 10 mg pro Tag, unabhängig vom Körpergewicht. Ist die Methylenblau-Lösung, die Sie verwenden, bei einem Prozent, kommen Sie auf 20 Tropfen, da jeder Tropfen 0,5 mg Methylenblau enthält.

Beginnen Sie morgens mit 10 Tropfen in einem Glas Wasser oder Saft aufgelöst und nehmen Sie abends vor dem Schlafengehen weitere 10 Tropfen ein. Nehmen Sie diese Dosis eine Woche lang ein; wenn Sie Methylenblau gut vertragen und eine höhere Dosis einnehmen möchten, können Sie die Dosis auch auf 20 mg pro Tag erhöhen, also 20 Tropfen morgens und 20 Tropfen abends in einem Glas Wasser oder Saft auflösen. Wenn Sie am Ende der zweiten Woche die Dosis noch einmal steigern möchten, können Sie diese auf 30 mg pro Tag erhöhen.

	Gesamtdosis	**Morgens**	**Abends**
1. Woche	10 mg	10 Tropfen (5 mg)	10 Tropfen (5 mg)
2. Woche	20 mg	20 Tropfen (10 mg)	20 Tropfen (10 mg)
3. Woche	30 mg	30 Tropfen (15 mg)	30 Tropfen (15 mg)

Falls Sie eine Dosierung zwischen 0,5 mg/kg und 2,0 mg/kg anstreben, können Sie sich an nachfolgender Tabelle orientieren, um die richtige Dosierung entsprechend dem Körpergewicht bestimmen zu können.

Körpergewicht	0,5 mg/kg	1 mg/kg	2 mg/kg
50 kg	25 mg (50 Tropfen täglich)	50 mg (100 Tropfen täglich)	100 mg (200 Tropfen täglich)
55 kg	27,5 mg (55 Tropfen täglich)	55 mg (110 Tropfen täglich)	110 mg (220 Tropfen täglich)
60 kg	30 mg (60 Tropfen täglich)	60 mg (120 Tropfen täglich)	120 mg (240 Tropfen täglich)
65 kg	32,5 mg (65 Tropfen täglich)	65 mg (130 Tropfen täglich)	130 mg (260 Tropfen täglich)
70 kg	35 mg (70 Tropfen täglich)	70 mg (140 Tropfen täglich)	140 mg (280 Tropfen täglich)
75 kg	37,5 mg (75 Tropfen täglich)	75 mg (150 Tropfen täglich)	150 mg (300 Tropfen täglich)
80 kg	40 mg (80 Tropfen täglich)	80 mg (160 Tropfen täglich)	160 mg (320 Tropfen täglich)
85 kg	42,5 mg (85 Tropfen täglich)	85 mg (170 Tropfen täglich)	170 mg (340 Tropfen täglich)
90 kg	45 mg (90 Tropfen täglich)	90 mg (180 Tropfen täglich)	180 mg (360 Tropfen täglich)
95 kg	47,5 mg (95 Tropfen täglich)	95 mg (190 Tropfen täglich)	190 mg (380 Tropfen täglich)
100 kg	50 mg (100 Tropfen täglich)	100 mg (200 Tropfen täglich)	200 mg (400 Tropfen täglich)

Bei den in der Tabelle aufgeführten höheren Dosierungen kann es sein, dass das Methylenblau-Getränk weniger schmackhaft ist. In diesem Fall können Sie Ihre gesamte Tagesdosis auf mehr als zwei Einzeldosen aufteilen, um die Menge an Methylenblau in Ihrem Drink zu reduzieren.

Dosierung bei folgenden Beschwerden:

Methämoglobinämie

Hier liegt die empfohlene Dosis bei **1 bis 2 mg pro Kilogramm Körpergewicht** als einmalige Gabe und eventuell bei Bedarf auch ein zweites Mal. Beachten Sie jedoch, dass Methylenblau in diesem Fall intravenös verabreicht wird und dies nur in erfahrene ärztliche Hände gehört.

Hemmung von Stickstoffmonoxid

Die empfohlene Dosis liegt auch hier bei 1 bis 2 mg pro Kilogramm Körpergewicht.

Alzheimer, Depressionen und Krebs

Bei diesen drei Krankheiten ist eine Dosis von 10 bis 60 mg über den Tag verteilt eine ideale Menge. Diese kann allerdings auch höher liegen, bei etwa 60 bis 100 mg pro Tag, was letztendlich der behandelnde Arzt entscheidet.

Harnwegserkrankungen

Um Harnwegserkrankungen zu behandeln, wird Methylenblau meist in Tabletten- oder Kapselform eingenommen. Für die Dauer von 10 bis 14 Tagen beträgt die übliche Dosis etwa 100 bis 200 mg, und das dreimal am Tag.

Altersgruppen und individuelle Faktoren

Bei Methylenblau kann das Alter, aber auch das Geschlecht die Wirkung beeinflussen. Hier sind einige Faktoren, die Sie daher berücksichtigen sollten, um immer auf der sicheren Seite zu sein und um keine Risiken einzugehen:

Wie das Alter die Wirkung von Methylenblau beeinflussen kann

Die Pharmakokinetik von Methylenblau wird unter anderem vom Alter des Anwenders beeinflusst.

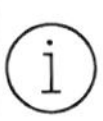

Definition Pharmakokinetik:

Unter Pharmakokinetik versteht man Arzneimittelwechselwirkungen bei Menschen und Tieren. Sie konzentriert sich also auf den Einfluss lebender Organismen auf Arzneimittel und auf die zugrunde liegenden Mechanismen.

Die Wirkung von Methylenblau kann besonders bei älteren Menschen anders ausfallen. Die Nierenfunktion ist ein Grund dafür, da diese im Alter häufig nachlässt, was die Ausscheidung von Methylenblau verlangsamen kann. Das bedeutet, ist die Ausscheidung langsamer, verbleibt Methylenblau länger im Körper als üblich, was das Risiko von Nebenwirkungen ansteigen lässt. Ältere Patienten profitieren daher von einer Dosisanpassung.

Wie das Geschlecht die Wirkung von Methylenblau beeinflussen kann

Einige Hinweise deuten darauf hin, dass auch das Geschlecht Einfluss auf Methylenblau und seine Wirkung haben kann.

In Studien konnte aufgezeigt werden, dass Frauen eine höhere Clearance besitzen als Männer. Das bedeutet, dass der Körper schneller von einer bestimmten Substanz, die von außen zugeführt wurde, befreit wird. Im engeren Sinne bezeichnet man damit die Menge an Plasma, die einem bestimmten Stoff in einem bestimmten Zeitraum von den Nieren entzogen wird. Durch diese gesteigerte Clearance kann die Wirksamkeit von Methylenblau beeinträchtigt sein.

Allerdings sind in diesem Fall weitere Untersuchungen erforderlich, um den genauen Einfluss des Geschlechts auf die Wirkung von Methylenblau nachzuvollziehen.

Allgemeiner Hinweis:

Bitte beachten Sie, dass der Einfluss von Alter und Geschlecht auf die Wirkung von Methylenblau individuell unterschiedlich sein kann. Jeder Mensch reagiert anders auf Medikamente und auch andere Faktoren wie der Gesundheitszustand, die Genetik und andere Medikamente, die die Person einnimmt, können eine Rolle spielen. Daher ist es wichtig, die Anweisungen Ihres Arztes sorgfältig zu befolgen und sich bei Fragen oder Bedenken beraten zu lassen.

Weiterhin ist zu beachten, dass der Stoffwechsel auf unterschiedliche Weise bei älteren Erwachsenen von Methylenblau beeinflusst beziehungsweise auch beeinträchtigt sein kann:

Veränderungen der Leberfunktion

Ähnlich der Nierenfunktion, die im Alter abnehmen kann, kann auch die Leberfunktion mit zunehmendem Alter nachlassen. Die Leber als Entgiftungsorgan ist für den Abbau von Medikamenten, darunter auch Methylenblau, verantwortlich. Eine eingeschränkte Leberfunktion kann den Metabolismus von Methylenblau verlangsamen, wodurch das Arzneimittel länger im Körper verbleibt.

Veränderungen der Nierenfunktion

Bei älteren Menschen lässt die Nierenfunktion häufig nach, was die Ausscheidung von Medikamenten verlangsamen kann. Aufgrund dessen, dass die Nieren hauptsächlich das Methylenblau ausscheiden, führt auch eine eingeschränkte Nierenfunktion dazu, dass Methylenblau länger im Körper verbleibt.

Veränderungen im Körpergewebe

Mit zunehmendem Alter verändert sich auch die Zusammensetzung von Körper und Gewebe. Dies kann die Verteilung und den Metabolismus von Methylenblau beeinträchtigen.

Die genannten Veränderungen können den Stoffwechsel beeinflussen und somit die Anfälligkeit für Nebenwirkungen erhöhen. Daher kann bei älteren Patienten eine Dosisanpassung von Methylenblau erforderlich sein, um eine sichere und wirksame Behandlung zu gewährleisten. Für ältere Erwachsene ist es außerdem wichtig, ihre Ärzte über ihre spezifischen Erkrankungen und die von ihnen eingenommenen Medikamente zu informieren, damit sie eine angemessene Dosierung und Überwachung erhalten können.

Nicht nur bei älteren Menschen kann der Stoffwechsel bei Methylenblau beeinflusst werden, sondern auch bei Kindern. Dies zeigt sich wie folgt:

- **Unterschiedliche Entwicklungsstufen:** Der Stoffwechsel bei unterschiedlichen Medikamenten kann bei Kindern anders sein als bei Erwachsenen, da ihre Organsysteme noch nicht vollständig entwickelt sind. Für Methylenblau gilt dasselbe, denn die Leber- und die Nierenfunktion, die für den Abbau und die Ausscheidung von Arzneimitteln verantwortlich sind, sind bei Kindern möglicherweise nicht vollständig entwickelt. Dies kann den Stoffwechsel und die Ausscheidung von Methylenblau verlangsamen, wodurch das Arzneimittel länger im Körper verbleibt und für potenzielle Nebenwirkungen sorgen kann.
- **Körpergewicht des Kindes:** Die Dosierung von Methylenblau richtet sich in der Regel nach dem Gewicht des Kindes. Da Kinder weniger wiegen als Erwachsene, wirkt sich dies auch auf die Dosierung aus. Während eine zu hohe Dosierung unerwünschte Nebenwirkungen hervorrufen kann, ist eine zu geringe Dosierung möglicherweise nicht wirksam genug.
- **Individuelle Unterschiede**: Wie jeder Mensch ist natürlich auch jedes Kind ganz individuell in seiner Reaktion auf Medikamente oder eben Methylenblau. Beispielsweise können genetische Unterschiede den Methylenblau-Stoffwechsel beeinflussen und zu unterschiedlichen Reaktionen führen.

Es ist wichtig, dass die Dosierung von Methylenblau bei Kindern von einem Arzt unter Berücksichtigung des Alters, des Gewichts und des Gesundheitszustands des Kindes festgelegt wird.

Die richtige Dosierung und Überwachung sind wichtig, um eine sichere und wirksame Behandlung zu gewährleisten.

Wenn Sie ein Elternteil sind und Ihrem Kind gerne Methylenblau geben möchten, ist es ratsam, mit Ihrem Arzt zusammenzuarbeiten, um alle Fragen oder Bedenken zur Methylenblau-Dosierung bei Ihren Kindern zu beantworten.

Nebenwirkungen und Gegenanzeigen

Im Gegensatz zu einigen anderen alternativen Mitteln gegen Krankheiten und Beschwerden, die frei von Nebenwirkungen sind, kann die Verwendung von Methylenblau ein paar unerwünschte Wirkungen haben, vor allem, wenn die richtige Dosierung nicht eingehalten wurde. Darunter sind folgende Nebenwirkungen möglich, die dennoch nur ganz individuell auftreten können:

- Magen-Darm-Beschwerden: Zu den am häufigsten auftretenden Nebenwirkungen zählen Übelkeit, Erbrechen, Bauchschmerzen und Durchfall. Diese Symptome können vorübergehender Natur sein und mit der Behandlung verschwinden.

- Veränderungen des Blutdrucks: Methylenblau kann den Blutdruck beeinflussen. Dies kann dazu führen, dass Ihr Blutdruck steigt oder sinkt. Patienten mit hohem oder niedrigem Blutdruck sollten daher überwacht werden und ihren Blutdruck selbst immer wieder messen.
- Auswirkungen auf das Zentralnervensystem: Methylenblau kann das Zentralnervensystem beeinträchtigen und Symptome wie Schwindel, Kopfschmerzen, Verwirrtheit, Angstzustände oder Schlafstörungen verursachen.
- Allergische Reaktion: Nicht ganz so häufig, sondern eher selten kann Methylenblau allergische Reaktionen hervorrufen, die von Hautausschlag und Juckreiz bis hin zu möglichen schweren allergischen Reaktionen, wie eine anaphylaktische Reaktion, reichen können.
- Veränderungen im Blutbild: Methylenblau kann Veränderungen im Blutbild verursachen, wie beispielsweise eine verminderte Anzahl roter Blutkörperchen, weißer Blutkörperchen oder Blutplättchen. Dies kann zu einer Anämie, also Blutarmut, Infektanfälligkeit oder Blutungen führen.

Es ist sehr wichtig, dass jeder, der Methylenblau einnimmt, etwaige Nebenwirkungen dem Arzt alsbald meldet. Die Dosierung kann dadurch angepasst oder alternative Behandlungsmöglichkeiten können in Betracht gezogen werden, um unerwünschte Nebenwirkungen zu reduzieren.

Wie häufig die Nebenwirkungen von Methylenblau auftreten, kann dabei variieren und hängt von verschiedenen Faktoren ab, darunter die gewählte Dosierung, die Behandlungsdauer und die individuelle Reaktion des Patienten. In durchgeführten klinischen Studien konnten einige Nebenwirkungen beobachtet werden, darunter:

- Übelkeit,
- Erbrechen,
- Magenschmerzen,
- Durchfall,
- Schwindel.

Laut den Studien betrafen diese Nebenwirkungen mehr als 1 von 10 Personen. Doch es gab auch Nebenwirkungen, die seltener auftraten, aber zwischen 1 und 10 von 100 Personen betrafen. Dazu gehörten

- Kopfschmerzen,
- Verwirrtheit,
- Angstzustände,
- Schlafstörungen,
- Hautausschläge,
- Juckreiz und
- Veränderungen des Blutdrucks.

Schwerwiegende allergische Reaktionen wie die anaphylaktische Reaktion sind selten, treten aber bei weniger als 1 von 10.000 Menschen auf.

Es ist wichtig, zu beachten, dass diese Zahlen auf klinischen Studien und Berichten basieren und die tatsächliche Häufigkeit von Nebenwirkungen von Person zu Person variieren kann.

Jeder Patient reagiert anders auf das Medikament und einige Patienten reagieren möglicherweise empfindlicher auf Methylenblau als andere.

Es ist wichtig, dass Sie Ihrem Arzt alle Nebenwirkungen melden, damit Ihre Behandlung überwacht und entsprechend angepasst werden kann.

Sollten bei Ihnen die eben aufgezählten Nebenwirkungen bei einer Einnahme von Methylenblau auftreten, können Sie folgende Maßnahmen ergreifen, um diese zu reduzieren:

Passen Sie die Dosierung an

Methylenblau in der Dosierung sollte auf einen jeden Menschen ganz individuell angepasst werden, um das Risiko von Nebenwirkungen zu minimieren.

In manchen Fällen kann eine niedrigere Dosis vollkommen ausreichend sein. Fangen Sie am besten mit einer geringen Dosis an und beobachten Sie zunächst einen bis drei Tage, ob und was sich bei Ihnen eventuell an Nebenwirkungen zeigt. Gibt es keine Beschwerden, so können Sie die Dosis etwas steigern.

Nehmen Sie Methylenblau parallel mit Ihrer Nahrung ein

Auch wenn Methylenblau sowohl mit als auch ohne Nahrung eingenommen werden kann, ist es empfehlenswert, dass Menschen mit Magen-Darm-Problemen das Methylenblau parallel mit einer Mahlzeit einnehmen. Dies kann dazu beitragen, diese Auswirkungen zu verringern.

Überwachen Sie Ihren Blutdruck und achten Sie auf Ihre Nebenwirkungen

Während der Einnahme von Methylenblau ist es zudem wichtig, den Blutdruck regelmäßig zu überwachen und auf mögliche Nebenwirkungen zu achten, vor allem, wenn Sie an einem hohen oder niedrigen Blutdruck leiden.

Sollten unerwünschte Wirkungen auftreten, suchen Sie ärztlichen Rat auf.

Vermeiden Sie die Einnahme mit anderen Medikamenten

Möchten Sie, so gut es geht, Wechselwirkungen mit anderen Medikamenten vermeiden, so ist es ratsam, zwischen den jeweiligen Einnahmen mindestens eine bis zwei Stunden Pause zu legen.

Vermeiden Sie eine Selbstmedikation

Wenn Sie empfindlich sind, Probleme mit Ihrem Blutdruck haben oder sonstige Beschwerden aufweisen, ist eine Selbstmedikation weniger zu empfehlen, Methylenblau sollte dann nur unter ärztlicher Aufsicht angewendet werden. Auch wenn Sie in Bezug auf die Dosis verunsichert sind und lieber von vorneherein einen Arzt an der Seite haben wollen, sollten Sie nicht zögern, jenen aufzusuchen.

Allgemeiner Hinweis:

Prinzipiell gilt für Patienten, den eigenen Arzt über alle Medikamente zu informieren, die eingenommen werden, einschließlich der Nahrungsergänzungsmittel und pflanzlichen Präparate, um mögliche Wechselwirkungen zu vermeiden. Es ist außerdem wichtig, dass Sie bei Auftreten von Nebenwirkungen Ihren Arzt konsultieren, dieser kann dann entsprechende Maßnahmen einleiten und das weitere Vorgehen mit Ihnen besprechen.

Sicherheitsaspekte und Vorsichtsmaßnahmen

Trotz seiner vielen positiven Einsatzmöglichkeiten ist es wichtig, beim Umgang mit Methylenblau Sicherheitsaspekte und Vorsichtsmaßnahmen zu berücksichtigen. Dieser Farbstoff kann bei falscher Anwendung gesundheitsschädlich sein.

Daher ist es wichtig, entsprechende Vorsichtsmaßnahmen zu treffen, um potenzielle Risiken zu minimieren. Aus diesem Grund werden wir uns in diesem Kapitel den Sicherheitsaspekten von Methylenblau widmen und weiterhin die Vorsichtsmaßnahmen erläutern, die Sie beim Umgang mit diesem Farbstoff treffen sollten.

Toxikologische Bewertung

Bei der Bewertung der Toxizität von Methylenblau werden mögliche schädliche Auswirkungen des Arzneimittels auf den menschlichen Körper untersucht. Dabei werden verschiedene Faktoren wie Dosierung, Einwirkdauer und individuelle Empfindlichkeit berücksichtigt.

Insgesamt ist Methylenblau ein wirksames Medikament mit einem relativ geringen Risiko für Nebenwirkungen.

Toxikologische Untersuchungen tragen dazu bei, die Sicherheit und Verträglichkeit von Arzneimitteln zu gewährleisten und sicherzustellen, dass Patienten die bestmögliche Behandlung erhalten.

Für medizinische Zwecke gilt Methylenblau im Allgemeinen als relativ sicher, wenn es in den empfohlenen Dosierungen verwendet wird.

Allerdings wurde über seltene Nebenwirkungen wie

- allergische Reaktionen,
- niedriger Blutdruck und
- Atembeschwerden

berichtet. Allerdings treten diese Nebenwirkungen meist nur bei Überdosierung auf oder dann, wenn die Anwendung unsachgemäß durchgeführt wurde.

Methylenblau kann giftig sein, wenn es in großen Dosen eingenommen oder falsch angewendet wird. Der genaue Schwellenwert, ab dem Methylenblau als toxisch gilt, kann jedoch variieren und hängt von einer Reihe von Faktoren ab, einschließlich der individuellen Empfindlichkeit, des Expositionswegs und auch der Expositionsdauer, was bedeutet, wie der Körper das Methylenblau verabreicht bekommt und wie lange er der Substanz ausgesetzt ist.

Daher sollten bei der Verwendung von Methylenblau einige Punkte berücksichtigt werden:

Akute Toxizität

Methylenblau kann bei hohen Expositionsdosen eine akute Toxizität verursachen. Zu den Symptomen können

- Übelkeit,
- Erbrechen,
- Durchfall,
- Schwindel,
- Kopfschmerzen und
- Hautreizungen

gehören. In schweren Fällen kann es auch zu Atembeschwerden, niedrigem Blutdruck und Bewusstlosigkeit kommen.

Chronische Toxizität

Bei längerer oder wiederholter Einwirkung von Methylenblau können chronisch toxische Wirkungen auftreten.

Dazu können Schäden an

- der Leber,
- den Nieren oder
- dem Nervensystem

gehören. Es gibt auch Hinweise darauf, dass Methylenblau in hohen Dosen genotoxisch sein kann, was bedeutet, dass es das Erbgut schädigen kann.

Sicherheitsbewertung von Methylenblau

Die Sicherheitsbewertung von Methylenblau basiert auf vielen unterschiedlichen Faktoren wie

- der Art der Aufnahme,
- der Dosis und
- der Expositionsdauer.

Art der Aufnahme

Methylenblau kann über die Haut, die Atemwege und den Magen-Darm-Trakt in den Körper gelangen. Daher ist es wichtig, geeignete Schutzausrüstung wie

- Handschuhe,
- Schutzbrille und
- eventuell Laborkittel

zu verwenden, um direkten Kontakt zu vermeiden.

Dosierung

Die Toxizität von Methylenblau hängt von der Dosis ab. Bei niedrigen Dosen, beispielsweise zu medizinischen Zwecken, ist das Risiko einer Vergiftung geringer. Bei höheren Dosen oder unsachgemäßer Anwendung kann es jedoch zu einer erhöhten Toxizität kommen.

Expositionsdauer

Weiterhin hängt die Toxizität von Methylenblau auch von der Dauer der Exposition ab. Wie bereits erwähnt, sind die Leber und die Niere dafür verantwortlich, das Methylenblau zu absorbieren. Ist eins dieser beiden Organe oder sind beide in ihrer Funktion beeinträchtigt, verbleibt das Methylenblau länger im Körper, was zu Magen-Darm-Beschwerden, Kopfweh und dergleichen führen kann.

Allgemeiner Hinweis:

Es liegen nur begrenzte Daten zur Langzeittoxizität von Methylenblau vor. Da die meisten Studien zur Toxizität von Methylenblau an Tieren durchgeführt wurden, die gezeigt haben, dass große Dosen Methylenblau Leberschäden verursachen können, sind die Daten zur Toxizität beim Menschen eher begrenzt und können daher wenig beurteilt werden.

Die Sicherheitsbewertung von Methylenblau wird häufig von verschiedenen Behörden und Organisationen durchgeführt, beispielsweise der Europäischen Arzneimittel-Agentur (EMA) und der US-amerikanischen Food and Drug Administration (FDA).

Diese Organisationen werten verfügbare Daten zur Toxizität und Wirksamkeit von Methylenblau aus und geben Empfehlungen für dessen sichere Verwendung.

Nebenwirkungen und Allergien

Obwohl Methylenblau im Allgemeinen wie viele andere Medikamente gut verträglich ist, können Nebenwirkungen auftreten. Um eine ordnungsgemäße Anwendung und Überwachung sicherzustellen, sollten Sie sich der möglichen Nebenwirkungen von Methylenblau bewusst sein. Darum erhalten Sie einen Überblick über häufige und seltene Nebenwirkungen von Methylenblau sowie mögliche Risiken und Vorsichtsmaßnahmen.

Häufige Nebenwirkungen

Die häufigsten Nebenwirkungen von Methylenblau können je nach Verabreichungsweg und Dosierung variieren. Für medizinische Zwecke werden üblicherweise niedrige bis mittlere Dosen verwendet und sind gut verträglich.

Doch zu den häufigsten Nebenwirkungen gehören:

- **Abfall des Blutdrucks**: Methylenblau kann eine vorübergehende Hypotonie, also einen Blutdruckabfall, verursachen, insbesondere nach schneller intravenöser Verabreichung. Dies kann zu Schwindel oder Benommenheit führen.
- **Übelkeit und Erbrechen**: Bei manchen Menschen kann es nach der Einnahme von Methylenblau zu Übelkeit oder Erbrechen kommen.
- **Hautreaktionen:** In manchen Fällen kann Methylenblau Hautreizungen oder Allergien hervorrufen. Dies kann sich durch Rötung, Juckreiz oder Ausschlag äußern.
- **Veränderungen der Blutfarbe:** Methylenblau kann Urin, Stuhl und andere Körperflüssigkeiten blau oder grün färben. Dabei handelt es sich um eine harmlose Nebenwirkung, die in der Regel keinen Anlass zur Sorge gibt.
- **Schwindel und Kopfschmerzen:** Es kann bei Methylenblau vorübergehend zu Schwindel oder Kopfschmerzen kommen.

Sollten diese Nebenwirkungen bei Ihnen auftreten, gönnen Sie sich ausreichend Ruhe und besprechen Sie gegebenenfalls die Anwendung von Methylenblau mit Ihrem Arzt, sollten die Nebenwirkungen anhalten oder schwerwiegend sein.

Seltene Nebenwirkungen

Zu den eher seltenen Nebenwirkungen von Methylenblau, die auftreten können, gehören:

- Anaphylaktische Reaktion: In einigen Fällen kann Methylenblau eine schwere allergische Reaktion hervorrufen, die als anaphylaktische Reaktion bezeichnet wird. Zu den Symptomen können Atembeschwerden, Schwellungen im Gesicht oder Hals, Hautausschlag, Juckreiz, schneller Herzschlag und niedriger Blutdruck gehören. Eine anaphylaktische Reaktion ist ein medizinischer Notfall und erfordert sofortige ärztliche Hilfe.
- Störungen des Zentralnervensystems: In seltenen Fällen kann Methylenblau Störungen des Zentralnervensystems wie Verwirrtheit, Halluzinationen, Krampfanfälle oder Bewusstseinsveränderungen verursachen. Allerdings sind diese Nebenwirkungen selten und treten meist nur bei Überdosierung oder bei einer unsachgemäßen Anwendung auf.
- Hämolyse: In seltenen Fällen kann Methylenblau eine Hämolyse verursachen und die roten Blutkörperchen zerstören. Dies kann zu Anämie führen und Symptome wie Müdigkeit, Schwäche und Gelbsucht hervorrufen.

Bitte beachten Sie hier, dass diese Nebenwirkungen selten sind, insbesondere, wenn Sie Methylenblau in der empfohlenen Dosierung anwenden.

Wenn Sie jedoch ungewöhnliche oder schwerwiegende Nebenwirkungen bemerken, suchen Sie sofort einen Arzt auf und schildern Ihre Symptome sowie die Dosierung, die Sie eingenommen haben.

Allergische Reaktionen

Wie bereits erwähnt, kann Methylenblau in seltenen Fällen eine allergische Reaktion hervorrufen. So können Symptome wie

- Hautausschlag,
- Juckreiz,
- Schwellung des Gesichts oder der Zunge,
- Atembeschwerden oder
- Engegefühl in der Brust

auftreten. In schweren Fällen kann es zu einem anaphylaktischen Schock kommen, der lebensbedrohlich sein kann.

Empfohlene Maßnahmen bei einer allergischen Reaktion

Wenn also eine allergische Reaktion mit den genannten Symptomen bei Ihnen auftritt, suchen Sie sofort einen Arzt auf.

Im Allgemeinen wird empfohlen, die Anwendung von Methylenblau abzubrechen und Ihren Arzt zu informieren, wenn bei Ihnen eine allergische Reaktion auftritt. In manchen Fällen kann eine Behandlung mit Antihistaminika oder Kortikosteroiden erforderlich sein, um die Symptome zu lindern.

Vor der Einnahme von Methylenblau ist es wichtig, dass Sie Ihren Arzt informieren, wenn Sie allergisch gegen das Medikament oder eine andere Substanz sind.

Personen, die gegen Methylenblau allergisch sind, sollten dieses Medikament nicht einnehmen.

Es ist außerdem wichtig, bei der Verwendung von Methylenblau auf mögliche allergische Reaktionen zu achten und beim Auftreten von Symptomen sofort einen Arzt aufzusuchen.

Hinweis:

Um Nebenwirkungen vorzubeugen oder zu behandeln, ist es wichtig, Methylenblau nach Anweisung Ihres Arztes einzunehmen und die empfohlene Dosis nicht zu überschreiten. Schauen Sie daher nochmals in Kapitel „5.2 Empfohlene Dosierungen" nach und fangen Sie am besten mit einer niedrigen Dosis an, die Sie dann mit der Zeit gerne bis zur Maximaldosis steigern können. Beachten Sie dabei immer die Faustregel bei der Dosierung von Methylenblau: zwischen 10 mg am Tag beziehungsweise 2 mg pro Kilogramm Körpergewicht am Tag auf mehrere Dosen verteilt.

Weiterhin sollten Sie im Falle einer negativen Reaktion Ihren Arzt auch über Allergien oder Unverträglichkeiten gegenüber Methylenblau oder anderen Medikamenten informieren.

Wechselwirkungen mit Medikamenten

Beachten Sie bei der Einnahme von Methylenblau mögliche Wechselwirkungen mit anderen Medikamenten. Wechselwirkungen können auftreten, wenn Methylenblau die Wirkung anderer Arzneimittel verstärkt oder abschwächt oder wenn andere Arzneimittel die Wirkung von Methylenblau beeinträchtigen.

Um eine sichere und wirksame Behandlung zu gewährleisten, ist es wichtig, dass Sie sich möglicher Wechselwirkungen bewusst sind.

Methylenblau kann mit vielen verschiedenen Medikamenten interagieren. Einige Arzneimittel können die Wirkung von Methylenblau verstärken oder abschwächen, während andere Arzneimittel die Wirkung von Methylenblau beeinflussen können.

Beispielsweise können einige Antidepressiva wie selektive Serotonin-Wiederaufnahmehemmer (SSRIs) oder Monoaminoxidase-Hemmer (MAOIs) in Kombination mit Methylenblau zu einem erhöhten Schlaganfallrisiko führen.

Ebenfalls bereits angesprochen wurde das Serotonin-Syndrom, welches durch Methylenblau hervorgerufen werden kann, wenn es gemeinsam mit SSRIs eingenommen wird. Das Serotonin-Syndrom kann begleitet sein von:

- Verwirrtheit,
- Angstzuständen,
- Halluzinationen,
- Bewusstlosigkeit,
- Koordinationsproblemen,
- Muskelzittern,
- Schwitzen,
- erhöhter Herzfrequenz,
- erhöhtem Blutdruck,
- Schüttelfrost,
- Zittern,
- Durchfall und/oder
- Fieber.

Aus diesem Grund ist von einer parallelen Verwendung von Methylenblau und serotonergen Psychopharmaka abzusehen. Methylenblau fungiert als wirksamer Monoaminoxidasehemmer, der den Abbau von Serotonin verhindert und daher bei gleichzeitiger Anwendung mit serotonergen Wirkstoffen zu toxischen Serotoninkonzentrationen im Gehirn führen kann.

Zu den Serotonin-Psychopharmaka gehören selektive Serotonin-Wiederaufnahmehemmer (SSRIs) wie

- Paroxetin,
- Fluvoxamin,
- Sertralin,
- Citalopram,

Serotonin-Noradrenalin-Wiederaufnahme-Inhibitoren (SNRIs) wie

- Venlafaxin und
- Duloxetin,

trizyklische Antidepressiva wie

- Amitriptylin,
- Desimipramin und
- Doxepin,

Monoaminoxidasehemmer wie

- Segelin,
- Phenelzin und
- Tranylcypromin,

sowie andere Psychopharmaka wie

- Mirtazapin,
- Bupropion und
- Maprotilin.

Blutdrucksenkende Medikamente sollten ebenfalls nicht mit Methylenblau angewendet werden, da Methylenblau die Wirksamkeit von diesen verringern und möglicherweise einen Anstieg des Blutdrucks verursachen kann.

Zu den gängigsten Medikamenten gehören die Alphablocker

- Doxazosin,
- Prazosin und
- Terazosin,

die Betablocker

- Acebutolol,
- Atenolol,
- Betaxolol,
- Bisoprolol,
- Metoprolol,
- Nadolol,
- Nebivolol,
- Penbutolol,
- Pindolol,
- Propandolol und
- Timolol

sowie die Alpha-Beta-Blocker

- Carvedilol und
- Labetalol.

Hinweis:

Es ist wichtig, dass Sie Ihren Arzt über alle blutdrucksenkenden Medikamente informieren, die Sie einnehmen, um mögliche Wechselwirkungen zu vermeiden.

Des Weiteren können einige Medikamente, wie zum Beispiel **Antikoagulanzien**, also Blutverdünner, die Blutgerinnung beeinträchtigen und das Blutungsrisiko erhöhen, wenn sie zusammen mit Methylenblau eingenommen werden.

Doch auch die Wirkung von **Serotoninagonisten** wie Triptanen, die zur Behandlung von Migräne eingesetzt werden, sowie von einigen Antiemetika, welche zur Behandlung von Übelkeit und Erbrechen eingesetzt werden, kann Methylenblau verstärken. Somit erhöht sich das Risiko von Nebenwirkungen enorm. Für Sie ist es wichtig, Ihre Ärzte über alle Medikamente zu informieren, die Sie einnehmen, einschließlich rezeptfreier Medikamente, Nahrungsergänzungsmittel und Kräuterprodukte. Ihr Arzt kann dann mögliche Wechselwirkungen prüfen und gegebenenfalls Ihre Dosierung anpassen oder alternative Behandlungsmöglichkeiten in Betracht ziehen, nur so können Wechselwirkungen vermieden werden. Zusammengefasst sollten Sie also Folgendes beachten, wenn Sie Methylenblau anwenden möchten:

- Informieren Sie Ihren Arzt über alle Arzneimittel, die Sie einnehmen, einschließlich rezeptfreier Arzneimittel, Nahrungsergänzungsmittel und Kräuterprodukte. Dadurch kann der Arzt mögliche Wechselwirkungen erkennen und entsprechende Maßnahmen ergreifen.
- Sprechen Sie mit Ihrem Arzt darüber, ob Methylenblau für Sie geeignet ist, vor allen Dingen dann, wenn Sie bereits andere Medikamente einnehmen. Ihr Arzt kann die Risiken und Vorteile abwägen und entscheiden, ob Methylenblau für Sie sicher ist.
- Vermeiden Sie die gleichzeitige Einnahme von Methylenblau mit Monoaminoxidasehemmern (MAO-Hemmern) wie Phenelzin und Tranylcypromin. Diese Kombination kann zu einem lebensbedrohlichen Serotonin-Syndrom führen.
- Informieren Sie Ihren Arzt über alle Antidepressiva, die Sie einnehmen, insbesondere über selektive Serotonin-Wiederaufnahmehemmer (SSRIs), Serotonin-Noradrenalin-Wiederaufnahmehemmer (SNRIs) und trizyklische Antidepressiva. Methylenblau kann die Wirkung dieser Arzneimittel verbessern und das Risiko von Nebenwirkungen erhöhen.
- Sprechen Sie mit Ihrem Arzt über alle Blutdruckmedikamente, die Sie einnehmen. Methylenblau kann die Wirksamkeit dieser Medikamente deutlich erhöhen und Bluthochdruck verursachen.
- Befolgen Sie sorgfältig die Dosierungsanweisungen Ihres Arztes beziehungsweise dieses Ratgebers. Um das Risiko von Nebenwirkungen zu minimieren, nehmen Sie nicht mehr Methylenblau als empfohlen ein.
- Wenn Sie während der Anwendung von Methylenblau neue Symptome oder Nebenwirkungen bemerken, informieren Sie sofort Ihren Arzt.

Um eine sichere und wirksame Behandlung mit Methylenblau zu gewährleisten, ist die Kenntnis möglicher Arzneimittelwechselwirkungen wichtig.

Kommunizieren Sie daher offen mit Ihrem Arzt darüber und versuchen Sie bestmöglich, die Empfehlungen einzuhalten, denn nur so ist Methylenblau für Sie sicher und hilfreich.

Sicherheitsrichtlinien und Handhabung

Bei der Anwendung von Methylenblau ist es wichtig, bestimmte Sicherheitsrichtlinien zu befolgen, um potenzielle Risiken zu minimieren und eine sichere Verwendung zu gewährleisten.

Das Befolgen dieser Vorsichtsmaßnahmen und die korrekte Handhabung sind wichtig, um das Risiko von Unfällen, Verletzungen oder Nebenwirkungen im Zusammenhang mit Methylenblau zu minimieren.

Beim Umgang mit Methylenblau sind daher folgende Vorsichtsmaßnahmen zu beachten:

- Tragen Sie Schutzhandschuhe: Tragen Sie beim Arbeiten mit Methylenblau Schutzhandschuhe, um direkten Hautkontakt zu vermeiden.
- Tragen Sie eine Atemschutzmaske: Verwenden Sie am besten bei der Anwendung mit Methylenblau eine Atemschutzmaske, da das Einatmen zu Irritationen und Reizungen der Atemwege führen kann.
- Vermeiden Sie Kontakt mit den Augen und tragen Sie vorsichtshalber eine Schutzbrille: Methylenblau sollte nicht mit den Augen in Berührung kommen. Falls Sie doch etwas davon in Ihre Augen bekommen haben, spülen Sie diese sofort mit Wasser aus und holen Sie sich bei anhaltenden Symptomen unbedingt ärztlichen Rat ein.
- Bewahren Sie Methylenblau sicher auf: Halten Sie das Methylenblau von Kindern und deren Reichweite fern. Suchen Sie sich dafür einen höher gelegenen, trockenen, kühlen und wettergeschützten Ort.

Im Falle einer versehentlichen Exposition gegenüber Methylenblau sollten sofort folgende Notfallmaßnahmen ergriffen werden:

- **Bei Hautkontakt:** Wenn Methylenblau mit der Haut in Kontakt kommt, waschen Sie diese Stelle sofort gründlich mit Wasser und Seife ab. Sollte es zu einer anhaltenden Reizung oder einem Ausschlag kommen, suchen Sie einen Arzt auf.
- **Bei Augenkontakt**: Wenn Methylenblau in Ihre Augen gelangt, spülen Sie diese sofort mit reichlich klarem Wasser aus. Halten Sie die Augen offen und spülen Sie sie mindestens 15 Minuten lang aus. Suchen Sie am besten einen Augenarzt auf, damit dieser eventuelle Augenverletzungen ausschließen beziehungsweise im Falle einer Verletzung Maßnahmen ergreifen kann.
- **Beim Einatmen von Methylenblau**: Wenn Sie versehentlich Methylenblau eingeatmet haben, sollten Sie direkt danach raus an die frische Luft. Sollten Sie danach noch anhaltende Atembeschwerden oder andere Symptome haben, wenden Sie sich besser direkt an Ihren Arzt.

- **Eine zu hohe Einnahme von Methylenblau:** Wenn Sie Methylenblau versehentlich verschluckt oder eine zu hohe Dosierung eingenommen haben, rufen Sie sofort einen Arzt an. Sofern Sie keine Schluckbeschwerden haben und Sie vollkommen aufmerksam sind, spülen Sie Ihren Mund mehrmals mit reichlich Wasser aus.

Denken Sie daran, wenn Sie einen Arzt aufsuchen, immer die Verpackungs- oder Produktinformationen mitzubringen, um Ihrem Arzt alle benötigten Informationen zukommen zu lassen.

Herstellung und Qualitätskontrolle

Wie bereits mehrfach erwähnt, ist Methylenblau in seinen Einsatzbereichen sehr vielfältig: von der Medizin bis hin zur Mikrobiologie. Bevor Methylenblau jedoch in diesen Anwendungen eingesetzt werden kann, muss es hergestellt und einer strengen Qualitätskontrolle unterzogen werden.

Bei der Herstellung von Methylenblau handelt es sich um einen komplexen Prozess, der eine sorgfältige Auswahl der Ausgangsmaterialien und präzise chemische Reaktionen erfordert. Nach der Herstellung muss das Methylenblau einer strengen Qualitätskontrolle unterzogen werden, damit sichergestellt ist, dass es den erforderlichen Standards entspricht. Daher geht es in diesem Kapitel um die Herstellung und die verschiedenen Qualitätskontrollschritte, die durchgeführt werden, um die Reinheit und Wirksamkeit dieses Farbstoffs sicherzustellen.

Synthesemethoden und Produktion

Üblicherweise erfolgt die Herstellung von Methylenblau durch die chemische Synthese.

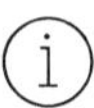

Definition chemische Synthese:

In der Chemie bezieht sich Synthese (von „synthesis" – „Zusammenstellung" auf Griechisch) auf den Prozess der Gewinnung einer Verbindung aus Elementen oder einer neuen komplexen Substanz, die aus einfachen Verbindungen gewonnen oder auch manchmal dargestellt wird.

Sowohl die Herstellung der Verbindung im Labormaßstab als auch die Herstellung des Elements in reiner Form sind Beispiele, die in dieser Darstellung enthalten sind.

Synthese ist mehr als nur das (physikalische) Mischen zweier oder mehrerer Stoffe. Ausgangsstoffe können im Gegensatz zu Gemischen nicht durch rein physikalische Prozesse aus einer neu synthetisierten Verbindung gewonnen werden.

Reagenzien oder Edukte sind Begriffe, die zur Beschreibung der in der chemischen Synthese verwendeten Rohstoffe verwendet werden, während der Begriff „Produkt" als Endergebnis zu verstehen ist. Durch die entsprechende Auswahl der Reaktionsbedingungen wie

- Temperatur,
- Druck,
- Mischungsverhältnis,
- Katalysator,
- pH-Wert und
- Lösungsmittel

kann die Produktleistung erheblich beeinflusst werden.

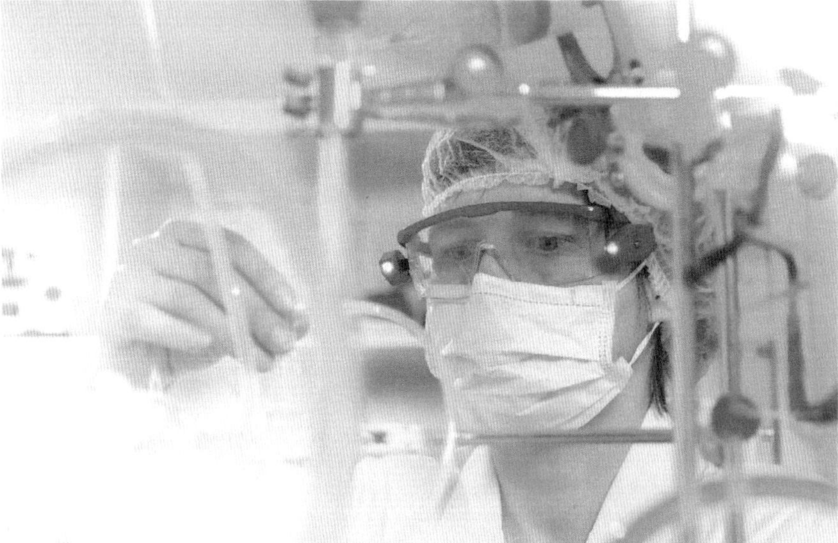

Es gibt mehrere Synthesemethoden, um Methylenblau herzustellen, wohingegen die nun aufgeführte die gängige Methode zur Herstellung von Methylenblau ist:

Ausgangsstoffe

Die Hauptausgangsstoffe für die Herstellung von Methylenblau sind

- **N,N-Dimethylanilin und**
- **N,N-Dimethyl-p-phenylendiamin.**

N,N-Dimethylanilin:

In der chemischen Industrie wird N,N-Dimethylanilin hauptsächlich als Ausgangsmaterial für die Synthese von Farbstoffen und als Zwischenprodukt für die Synthese verwendet. N,N-Dimethylanilin ist eine hellgelbe ölige Flüssigkeit, die sich an der Luft schnell braun färbt sowie einen auffälligen und charakteristischen Geruch aufweist. Es handelt sich um eine basische Verbindung, welche mit Säuren Salze bildet.

N,N-Dimethyl-p-phenylendiamin:

N,N-Diethyl-p-phenylendiamin ist ein Derivat von p-Phenylendiamin und eine brennbare Flüssigkeit, empfindlich gegenüber Licht und Luft, hat eine dunkelbraune Farbe und einen aminartigen Geruch und ist in Wasser praktisch unlöslich. Bei Raumtemperatur schmilzt N,N-Diethyl-p-phenylendiamin, während kontaminierte Produkte hingegen in permanenter flüssiger Form vorliegen können.

Reaktion

N,N-Dimethylanilin und N,N-Dimethyl-p-phenylendiamin werden in Gegenwart eines Katalysators wie Zinkchlorid miteinander vermischt. Diese Mischung wird erhitzt und es kommt zu einer Reaktion unter Bildung eines Zwischenprodukts, das als „Leimgrübchen" bezeichnet wird.

Oxidation

Anschließend wird das sogenannte Leimgrübchen mit einem Oxidationsmittel wie etwa Chlor oder Brom behandelt. Die beiden Oxidationsmittel reagieren nun mit dem Leimgrübchen und es kommt zur Bildung von Methylenblau.

Reinigung und Verarbeitung

Im letzten Schritt wird das Methylenblau gereinigt und von Verunreinigungen getrennt. Dies erfolgt mittels verschiedener Verfahren, wie die

- Filtration,
- Destillation oder
- Kristallisation.

Definition Filtration:

Der Filtrationsprozess nutzt die Materialeigenschaften von Partikeln unterschiedlicher Größe. Dies bedeutet, dass die Suspension leicht durch Filtration getrennt werden kann. Größere Partikel werden vom Filter zurückgehalten, während Flüssigkeit durch ihn hindurchfließen kann. Die Flüssigkeit wird auch Filtrat genannt. Die auf dem Filter verbleibenden Feststoffe werden Filterrückstände genannt. Die Porengröße des Filters hängt von der Größe der Feststoffpartikel ab.

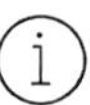

Definition Destillation:

Bei der Destillation kommt es aufgrund unterschiedlicher Siedetemperaturen zur Entmischung. Es wird häufig zum Trennen von Lösungen verwendet. Im Alltag wird die Destillation beispielsweise zur Herstellung von Alkohol eingesetzt. Die einzelnen Komponenten werden einzeln eingedampft, dann konzentriert und in separaten Gefäßen gesammelt. Der Destillationsprozess verwendet typischerweise eine Destillationsapparatur.

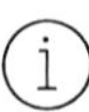

Definition Kristallisation:

Kristallisation ist der Erhärtungsprozess, bei dem Kristalle entstehen. Stoffgemische (z. B. zwei oder mehr Isomere) werden durch Erhitzen in einem geeigneten Lösungsmittel gelöst. Im nächsten Schritt kommt es zur Abkühlung dieser Lösung oder einem langsamen Verdampfen des Lösungsmittels und eine übersättigte Lösung wird dadurch hergestellt, aus der der Stoff meist kristallisiert.

Weiterhin gibt es noch die **Leuckart-Wallach-Synthese**. Bei dieser Methode werden Formaldehyd und N,N-Dimethylanilin als Ausgangsstoffe verwendet. Zunächst reagiert Formaldehyd mit N,N-Dimethylanilin in Gegenwart von Salzsäure unter Bildung von N,N-Dimethylaminomethylbenzol. Dieses Zwischenprodukt wird dann mit Oxidationsmitteln wie Chlor oder Brom behandelt, um Methylenblau herzustellen.

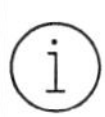

Definition Leuckart-Wallach-Synthese:

Die Leuckart-Wallach-Reaktion ist eine Reaktion, die nach den deutschen Chemikern Rudolf Leuckart und Otto Wallach benannt ist. Bei dieser Synthese wird die Reduktionsreaktion von Ketonen und Aldehyden mit Ameisensäure beschrieben.

In der Leuckart-Wallach-Reaktion können Amine (insbesondere tertiäre Amine) unter einfachen Bedingungen hergestellt werden. Hierbei handelt es sich um die Reaktion von Aldehyden oder Ketonen mit Ammoniak, primären oder sekundären Aminen und Ameisensäure. Anstelle von Ammoniak und Ameisensäure kann auch Ammoniumformiat verwendet werden, das beim Erhitzen in einer Reaktion in Ammoniak und Ameisensäure zerfällt. Zunächst bindet ein Aminmolekül an die Carbonylgruppe und überträgt ein Proton vom Stickstoffatom auf das Sauerstoffatom. Das resultierende Halbaminal wird dann mit Ameisensäure protoniert und ein Wassermolekül wird entfernt. Dies führt zur Bildung eines resonanzstabilisierten Carbenium-Immonium-Ions.

Die jeweiligen Synthesebedingungen können einen erheblichen Einfluss auf die Qualität von Methylenblau als Endprodukt haben. Nachfolgend sehen Sie einige Faktoren:

Reaktionsbedingungen

Temperatur, Druck und Reaktionszeit können die Ausbeute und Reinheit von Methylenblau beeinflussen.

Eine zu hohe Temperatur oder ein zu hoher Druck können unerwünschte Nebenreaktionen hervorrufen oder die Bildung von Verunreinigungen begünstigen. Zu kurze Reaktionszeiten können zu einer unvollständigen Ausführung führen.

Katalysator

Der bei der Synthese verwendete Katalysator kann die Geschwindigkeit und Selektivität der Reaktion beeinflussen.

Der richtige Katalysator kann die Leistung und Reinheit von Methylenblau verbessern, während der falsche Katalysator unerwünschte Nebenreaktionen verursachen kann.

Rohstoffquelle

Die Qualität und Reinheit der Ausgangsmaterialien, insbesondere N,N-Dimethylanilin und N,N-Dimethyl-p-phenylendiamin, können die Qualität des Endprodukts beeinflussen. Verunreinigungen im Ausgangsmaterial können zu einer Verunreinigung mit Methylenblau führen.

Oxidationsmittel

Auch das verwendete Oxidationsmittel kann die Qualität von Methylenblau beeinträchtigen. Ein geeignetes Oxidationsmittel muss selektiv sein, die gewünschte Reaktion fördern und gleichzeitig unerwünschte Nebenreaktionen minimieren.

Reinigung und Verarbeitung

Die Art und Effizienz postsynthetischer Reinigungsschritte kann die Reinheit und Qualität von Methylenblau beeinflussen.

Um ein qualitativ hochwertiges Endprodukt zu erhalten, müssen Verunreinigungen entfernt werden.

Damit eine gewünschte und hochwertige Methylenblauqualität erreicht wird, müssen die genannten Punkte in der Herstellung sorgfältig kontrolliert und optimiert werden.

Reinheitsanforderungen und Standards

Nebenwirkungen von Methylenblau können durch chemische Verunreinigungen verursacht werden. Daher ist es wichtig, nur Produkte in pharmazeutischer Qualität zu verwenden. Scheuen Sie sich beim Kauf nicht, nach Labortests zu fragen, die die Reinheit bestätigen.

In geringen Dosen stellen diese Schadstoffe und Verunreinigungen kein ernstes Problem dar. Höhere Dosen können jedoch zur Anreicherung von Toxinen in den Zellen führen. Es ist also wichtig, wenn Sie die Bedeutung der drei verschiedenen, auf dem Markt erhältlichen Qualitätsstufen von Methylenblau verstehen:

- **Industriequalität** für das Färben von Stoffen
- **Chemische** Qualität für Experimente in Laboren
- **Pharmazeutische Qualität** für die Behandlung von Methämoglobinämie, Infekten der Harnwege, Überdosierungen; gilt als sicher in der Anwendung beim Menschen

Laut dem Chemieunternehmen St. Louis in Missouri, USA, wird Methylenblau in Industriequalität als Farbstoff verkauft, der 8 bis 11 % oder mehr verschiedene Verunreinigungen wie

- Arsen,
- Aluminium,
- Cadmium,
- Quecksilber und
- Blei

enthält, aber auf keinen Fall bei Menschen oder Tieren verwendet werden darf.

An der University of Texas durchgeführte Untersuchungen haben gezeigt, dass selbst das Arzneibuch konforme Methylenblau Verunreinigungen enthalten kann, was die Verwendung niedriger Dosen noch viel wichtiger macht. Bei niedrigen Dosen stellen die vorhandenen Schadstoffe kein großes Problem dar, bei höheren Dosen sind jedoch unspezifische Wirkungen aufgrund der Anreicherung verschiedener toxischer und bioaktiver Substanzen möglich.

Wichtig:

Wenn Sie Methylenblau ausprobieren möchten, sollten Sie auf jeden Fall nur Methylenblau in pharmazeutischer Qualität kaufen und verwenden – und niemals das für chemische oder industrielle Anwendungen.

Methylenblau in pharmazeutischer Qualität ist nach strengen Herstellungsverfahren zertifiziert, hat eine Reinheit von über 99 % und enthält keine Füllstoffe, Bindemittel oder andere inaktive Wirkstoffe. Die Wahl eines Ergänzungsmittels in pharmazeutischer Qualität ist die einzige Möglichkeit, sicherzustellen, dass Sie die feinste, reinste und biologisch höchste Form von Methylenblau einnehmen.

Die Reinheit von Methylenblau kann mit verschiedenen Analysemethoden überprüft werden. Zu den gängigsten Methoden gehören:

- Dünnschichtchromatographie (DC)
- Hochleistungsflüssigkeitschromatographie (HPLC)
- Spektroskopische Techniken
- Bestimmung des Schmelzpunktes

Dünnschichtchromatographie (DC)

Bei der Dünnschichtchromatographie wird eine dünne Schicht eines geeigneten Trägermaterials, beispielsweise Kieselgel, mit einer Lösung von Methylenblau beschichtet. Die Probe wird dann in einer mobilen Phase, beispielsweise einem Lösungsmittelgemisch, entwickelt.

Durch den Vergleich mit bekannten Referenzsubstanzen kann die Reinheit von Methylenblau anhand der Lage und Intensität der Flecken auf einer sogenannten DC-Platte beurteilt werden.

Hochleistungsflüssigkeitschromatographie (HPLC)

Bei der Hochleistungsflüssigkeitschromatographie wird eine Methylenblauprobe in die flüssige Phase gegeben und durch eine Säule gepumpt, die die stationäre Phase enthält. Die Trennung von Verbindungen erfolgt aufgrund ihrer unterschiedlichen Wechselwirkungen mit der stationären Phase.

Die Reinheit von Methylenblau kann durch Messung der Retentionszeit und des Peaks der Probe bestimmt werden.

Spektroskopische Techniken

UV-Vis-Spektroskopie und Infrarotspektroskopie (IR) sind weitere Techniken, die verwendet werden können, um die Reinheit von Methylenblau zu testen.

Bei diesen Methoden wird Licht einer bestimmten Wellenlänge durch eine Probe absorbiert. Die Reinheit kann durch Vergleich der spektralen Eigenschaften der Probe mit einem Referenzspektrum von reinem Methylenblau beurteilt werden.

Bestimmung des Schmelzpunktes

Mithilfe der Schmelzpunktbestimmung kann die Reinheit von Methylenblau geprüft werden. Methylenblau hat dabei einen Schmelzpunkt von 190 Grad. Der Schmelzpunkt ist die Temperatur, bei der ein Stoff vom festen in den flüssigen Zustand übergeht. Für reines Methylenblau wird ein bestimmter Schmelzpunktbereich erwartet, sodass Abweichungen von diesem Bereich auf eine Kontamination hinweisen können.

Auch die im Handel erhältlichen Methylenblau-Präparate müssen bestimmte Qualitätsstandards erfüllen, um sicherzustellen, dass sie für den vorgesehenen Verwendungszweck geeignet sind. Zu den allgemeinen Merkmalen und Qualitätsstandards für solche Präparate gehören:

- Reinheit
- Identifizierung
- Gehalt
- Schwermetallgehalt
- mikrobielle Verunreinigungen

Reinheit

Das Methylenblau-Präparat muss von hoher Reinheit sein, um Verunreinigungen zu minimieren.

Die Reinheit kann mit analytischen Methoden wie Dünnschichtchromatographie (TLC), Hochleistungsflüssigkeitschromatographie (HPLC) und Spektroskopie getestet werden, wie bereits oben näher beschrieben.

Identifizierung

Das Methylenblau-Präparat muss eindeutig identifiziert werden. Dies kann mithilfe von den bereits beschriebenen spektroskopischen Techniken wie UV-Vis-Spektroskopie und Infrarotspektroskopie (IR) erfolgen, bei denen die spektralen Eigenschaften der Probe mit einem Referenzspektrum von reinem Methylenblau verglichen werden.

Gehalt

Der Methylenblau-Gehalt im Präparat muss dem angegebenen Wert entsprechen. Dies kann mit quantitativen Analysemethoden wie HPLC bestimmt werden.

Schwermetallgehalt

Methylenblau-Präparate müssen einen niedrigen Schwermetallgehalt aufweisen, da sie andernfalls giftig sein können.

Der Schwermetallgehalt kann durch Atomabsorptionsspektroskopie oder andere geeignete Analysemethoden bestimmt werden.

Mikrobielle Verunreinigungen

Um sicher und wirksam zu sein, müssen Methylenblau-Präparate frei von mikrobiellen Verunreinigungen sein.

Zur Überprüfung der mikrobiologischen Qualität können mikrobiologische Tests wie Keimzahl- und Sterilitätstests durchgeführt werden.

All diese genannten Qualitätsstandards sollten präzise durchgeführt werden, können allerdings je nach Anforderungen und Standards des Herstellers oder der Anwendung variieren. Dennoch ist es wichtig, dass Methylenblau-Produkte den geltenden Vorschriften und Standards entsprechen, um ihre Qualität und Sicherheit zu gewährleisten. Es ist daher nochmals wichtig, zu erwähnen, dass Sie beim Kauf auf den Vermerk „Reinst USP" achten.

Analytische Identifizierung und Quantifizierung

Zur Bestimmung von Methylenblau gibt es verschiedene analytische Methoden, wie die folgenden aufzeigen:

- UV-Vis-Spektroskopie
- Infrarotspektroskopie (IR)
- Massenspektrometrie (MS)
- Dünnschichtchromatographie (DC)

UV-Vis-Spektroskopie

Methylenblau weist charakteristische UV-Absorptionsbanden auf. Methylenblau kann durch Messung der Absorption bei einer konkreten Wellenlänge bestimmt werden. Die spektralen Eigenschaften der Probe können mit dem Referenzspektrum von reinem Methylenblau verglichen werden.

Infrarotspektroskopie (IR)

Methylenblau weist eine charakteristische Infrarotabsorptionsbande auf, die durch Schwingungen funktioneller Gruppen in der Verbindung verursacht wird.

Die Identifizierung kann durch Vergleich des IR-Spektrums der Probe mit einem Referenzspektrum von reinem Methylenblau bestätigt werden.

Massenspektrometrie (MS)

Mithilfe der Massenspektrometrie lässt sich das Molekulargewicht von Methylenblau bestimmen. Die Probe wird ionisiert und die Masse der entstehenden Ionen wird gemessen. Die Identifizierung kann durch Vergleich des Massenspektrums der Probe mit einem Referenzspektrum von reinem Methylenblau bestätigt werden.

Dünnschichtchromatographie (DC)

Ebenso wie bei der Analyse des Reinheitsgrads wird bei der Dünnschichtchromatographie eine dünne Schicht eines geeigneten Trägermaterials, beispielsweise Kieselgel, mit einer Lösung von Methylenblau bestrichen. Die Probe wird dann in einer mobilen Phase, beispielsweise einem Lösungsmittelgemisch, entwickelt. Durch den Vergleich mit bekannten Referenzsubstanzen kann die Identifizierung von Methylenblau anhand der Lage und Intensität der Flecken auf der DC-Platte bestätigt werden.

Die genannten vier Methoden können einzeln oder in Kombination verwendet werden, um die Echtheit von Methylenblau zu bestätigen.

Neben der analytischen Identifizierung kann auch die quantitative Bestimmung der Konzentration des Wirkstoffs Methylenblau mit einigen Analysemethoden durchgeführt werden, von denen einige auch eingesetzt werden, um die Reinheit von Methylenblau zu bestimmen:

- **Hochleistungsflüssigkeitschromatographie (HPLC):** HPLC wird nicht nur zur Bestimmung des Reinheitsgrads verwendet, sondern ist zudem eine weit verbreitete Methode zur quantitativen Analyse von Wirkstoffen. Bei der HPLC wird die Probe in die flüssige mobile Phase gegeben und durch die stationäre Phase geleitet. Die Trennung erfolgt aufgrund unterschiedlicher Wechselwirkungen des Wirkstoffs mit der stationären Phase. Die Konzentration des Wirkstoffs kann aus der Peakfläche oder dem Peakvolumen im HPLC-Chromatogramm bestimmt werden, indem die Probe auf eine bekannte Konzentration des Wirkstoffs kalibriert wird.
- **Spektrophotometrische Messung:** Methylenblau hat eine charakteristische Absorptionsbande im sichtbaren Ultraviolettbereich. Die Konzentration des Wirkstoffs kann durch Messung der Absorption bei der entsprechenden Wellenlänge bestimmt werden. Die Kalibrierkurven werden dabei durch die Analyse von Lösungen mit bekannten Wirkstoffkonzentrationen erstellt.
- **Titration:** Methylenblau kann auch durch Titration quantitativ bestimmt werden. Die Wirkstofflösung wird mit einer Titrationslösung titriert, die eine bekannte Reagenzkonzentration enthält. Anhand des Verbrauchs der Titrationslösung kann die Konzentration des Wirkstoffs berechnet werden.
- **Massenspektrometrie (MS):** Massenspektrometrie kann auch zur Quantifizierung von Arzneimittelkonzentrationen eingesetzt werden.Die Probe wird ionisiert und das Molekulargewicht des Wirkstoffs wird gemessen. Durch den Vergleich des Massenspektrums der Probe mit einer Standardkurve, die für Lösungen bekannter Konzentrationen erstellt wurde, kann die Konzentration des Wirkstoffs bestimmt werden.

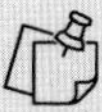

Anmerkung:

Analysemethoden zur Bestimmung der Wirkstoffkonzentration und von Methylenblau müssen validiert werden. Das bedeutet, dass Methoden auf Präzision, Genauigkeit, Linearität, Selektivität und Zuverlässigkeit getestet und nach internationalen Richtlinien validiert werden müssen.

Präzisionskontrolle: Es ist notwendig, die Präzision der Herstellung von Methylenblau-Präparaten zu kontrollieren. Dazu gehört die Durchführung präziser Tests, um die Wiederholbarkeit des Vorbereitungsprozesses und die Aufrechterhaltung der gewünschten Qualität sicherzustellen. Dies kann durch die Überwachung des Gehalts an Wirkstoffen und anderen relevanten Verunreinigungen sowie die Durchführung von Stabilitätsstudien erreicht werden.

Die Validierung des Methylenblau-Analyseverfahrens erfolgt nach international anerkannten Richtlinien, darunter ICH (International Council for Harmonisation of Technical Requirements for Pharmaceutical Products for Human Use).

Die Validierung deckt viele verschiedene Aspekte ab, darunter:

Die Genauigkeit

Die Genauigkeit der Methode wird überprüft, indem die Ergebnisse mit einer Referenzmethode verglichen oder zertifizierte Referenzmaterialien verwendet werden.

Präzision

Die Präzision der Methode wird anhand der Wiederholbarkeit und der Reproduzierbarkeit bewertet. Dies wird durch wiederholte Messungen an derselben Probe oder Messungen an verschiedenen Tagen und unter verschiedenen Bedingungen überprüft.

Linearität

Die Linearität der Methode wird durch die Analyse verschiedener Konzentrationen des Wirkstoffs überprüft und die Ergebnisse sollten im linearen Bereich liegen.

Selektivität

Die Methodenselektivität wird durch die Prüfung des Einflusses anderer Verbindungen oder Verunreinigungen in der Probe erreicht.

Robustheit

Die Robustheit der Methode wird unter verschiedenen experimentellen Bedingungen getestet, wie beispielsweise dem pH-Wert des Lösungsmittels oder der HPLC-Durchflussrate, um die Stabilität und Zuverlässigkeit der Methode sicherzustellen.

Lagerung und Haltbarkeit

Um eine lange Haltbarkeit und auch Qualität sicherzustellen, sollte das Methylenblau unter bestimmten Bedingungen gelagert werden. Halten Sie sich daher unbedingt an die folgenden Hinweise zur Aufbewahrung:

Schützen Sie Methylenblau vor Feuchtigkeit

Methylenblau sollte vor Feuchtigkeit geschützt werden, da Feuchtigkeit zu Verklumpungen oder Verfärbungen führen kann. Methylenblau sollte in einem dicht verschlossenen Behälter aufbewahrt werden und es sollte darauf geachtet werden, dass der Behälter immer trocken ist.

Schützen Sie Methylenblau vor Licht und Sonneneinstrahlung

Methylenblau ist lichtempfindlich und kann sich bei Lichteinwirkung zersetzen. Daher muss Methylenblau vor direkter Sonneneinstrahlung geschützt werden.

Methylenblau sollte in einem undurchsichtigen Behälter, vorzugsweise in einer Braunglasflasche oder in einem dunklen Schrank, aufbewahrt werden.

Achten Sie auf eine optimale Temperatur

Methylenblau sollte bei Raumtemperatur gelagert werden. Zu hohe oder zu niedrige Temperaturen können die Stabilität und Qualität von Methylenblau beeinträchtigen.

Es ist wichtig, Methylenblau von hohen oder niedrigen Temperaturen fernzuhalten.

Vermeiden Sie Kontaminationen

Methylenblau sollte fern von Chemikalien oder anderen Substanzen gelagert werden, um Kontaminationen zu vermeiden. Lagern Sie daher das Methylenblau in einem separaten Raum oder Schrank, um eine Kreuzkontamination zu vermeiden.

Achten Sie zudem auf das Verfallsdatum

Die Haltbarkeit von Methylenblau kann je nach Hersteller und jeweiliger Charge variieren. Beachten Sie daher immer das Verfallsdatum auf der Verpackung und stellen Sie die Verwendung von Methylenblau nach Ablauf des Verfallsdatums zu Ihrer eigenen Sicherheit ein.

Methylenblau-Pulver ist unter geeigneten Lagerbedingungen typischerweise mehrere Jahre haltbar. Es ist auch zu beachten, dass die Haltbarkeit von Methylenblau in Lösungsform kürzer ist als in Pulverform, denn Methylenblaulösungen können anfälliger für mikrobiellen Abbau und Oxidation sein. Daher sollte die Methylenblaulösung innerhalb der vorgeschriebenen Zeit und nicht länger als die empfohlene Haltbarkeitsdauer verwendet werden.

Prävention mit Methylenblau in der Alternativmedizin

Methylenblau hat sich als vielversprechendes Mittel zur Vorbeugung vieler verschiedener Krankheiten erwiesen. Doch Methylenblau wird nicht nur zur Behandlung von Infektionen, sondern auch zur Vorbeugung von Krankheiten eingesetzt.

Methylenblau hat nachweislich antibakterielle Eigenschaften und wirkt gegen Viren und Parasiten. Darüber hinaus verfügt es über antioxidative und entzündungshemmende Eigenschaften, die das Immunsystem stärken und das Krankheitsrisiko verringern können. In diesem Kapitel werfen wir einen genaueren Blick auf die präventiven Eigenschaften von Methylenblau und erläutern Ihnen, wie Sie es zur Vorbeugung von Krankheiten einsetzen können.

Vorbeugende Potenziale von Methylenblau

In diesem Ratgeber kam nun mehrfach zur Sprache, dass Methylenblau aufgrund seiner antioxidativen und zellschützenden Wirkung präventive Eigenschaften besitzt.

Jeder möchte bis ins hohe Alter gesund und voller Energie bleiben. Doch mit dem Alter kommt auch das mal mehr, mal weniger beginnende Einrosten, denn zu viele freie Radikale schädigen unsere Zellen – die Bausteine unseres Körpers – auf vielfältige Weise. Nicht nur unsere Hautzellen, sondern auch unser gesamtes „Innenleben" altern vorzeitig.

Wie Sie bestimmt wissen, ist Sonnenlicht für die Vitamin-D3-Produktion sehr wichtig. Allerdings entstehen durch zu viel Sonne gefährliche freie Radikale, die zu Hautrötungen, Sonnenbrand und im schlimmsten Fall zu Hautkrebs führen können. Freie Radikale haben ähnliche Auswirkungen auf unseren Zellstoffwechsel. Obwohl bei unserem Stoffwechsel ständig freie Radikale entstehen, weil sie dennoch für den Schutz vor Bakterien und Viren sowie für das Funktionieren unseres Stoffwechsels notwendig sind, sind überschüssige freie Radikale schädlich und führen zu sogenanntem „oxidativem Stress", der weitreichende Folgen für unsere Gesundheit hat. Sobald ein freies Radikal auf der Suche ist, um sich wieder zu vervollständigen, dauert es 0,00000000001 Sekunden, bis es ein intaktes Molekül gefunden hat und diesem ein Elektron entreißt, was Oxidation bedeutet und damit auch den Begriff „oxidativer Stress" erklärt. Da dem zuvor intakten Molekül nun ebenfalls ein Elektron fehlt, begibt sich dieses auch auf die Suche, was folglich zu einer Kettenreaktion im Körper führt. Dies trägt zu vielen Krankheiten wie

- Arteriosklerose,
- Herz-Kreislauf-Erkrankungen,
- Autoimmunerkrankungen,
- Parkinson-Krankheit,
- Alzheimer-Krankheit,
- Arthritis

und vielen anderen bei. Denken Sie nur an Diabetes und Parodontitis: Hier kommt es am stärksten zu oxidativem Stress, mit allen sichtbaren und unsichtbaren Entzündungszeichen.

Faktoren wie

- Rauchen,
- schlechte Ernährung,
- geistige und körperliche Überlastung (Marathonläufer),
- toxische Umweltbedingungen sowie
- bakterielle und virale Infektionen

sind für einen Überschuss dieser freien Radikale verantwortlich. Eine Vielzahl von Belastungen, versetzen den Körper unverzüglich in oxidativen Stress, sodass dieser nicht mehr in der Lage ist, die vielen freien Radikale zu neutralisieren.

Zunächst reagiert das System mit einer unbemerkten Entzündung („stille Entzündung“), gefolgt von einer chronischen Entzündung, die zu verschiedenen chronischen Erkrankungen führt. Zum ersten Mal sehen wir die Alterung der Hautzellen:

- Falten,
- Ekzeme und
- nicht heilende Wunden.

Wie können Sie sich also davor schützen?

Vermeiden Sie eine erhöhte Belastung durch freie Radikale und bauen Sie einen „Schutzschild“ mit Substanzen auf, die freie Radikale blockieren können, den sogenannten Radikalfängern, auch bekannt als Antioxidantien. Nur Antioxidantien sind in der Lage, die Kettenreaktion zu stoppen, da sie den freien Radikalen freiwillig eines ihrer Elektronen abgeben und dabei selbst nie zu einem dieser werden, da sie sofort wieder in ihren Urzustand zurückgehen. Vor allen Dingen die folgenden Lebensmittel enthalten eine große Menge dieser wertvollen „Fänger“, die Sie so oft es geht konsumieren sollten:

- Zitrusfrüchte

- Paprika
- Heidelbeeren
- Acerolakirschen
- Aroniabeeren
- Spinat
- Artischocken
- Himbeeren
- Granatapfel
- grüner Tee
- Brokkoli

Doch nicht nur die sogenannten Antioxidantien helfen dem Körper, sich vor freien Radikalen zu schützen, auch Methylenblau hat antioxidative Eigenschaften, das heißt, es kann die freien Radikale neutralisieren. Methylenblau fungiert dabei genauso wie die Antioxidantien, indem es die freien Radikale einfängt und neutralisiert, indem es ihnen das benötigte Elektron abgibt. Dadurch wird die oxidative Belastung im Körper reduziert und das Risiko einer Zellschädigung wird verringert.

Methylenblau kann auch andere antioxidative Enzyme im Körper aktivieren, beispielsweise die Superoxiddismutase, die ebenfalls zur Neutralisierung freier Radikale beiträgt, was bereits in Kapitel „4.4 Oxidativer Stress und Altersforschung" erläutert wurde. Folglich kommt es auch zu weniger Alterungssymptomen, da die Zellen und auch die Mitochondrien optimal funktionieren.

Der Einfluss von Methylenblau auf die Energieproduktion in den Zellen

Die Rolle von Methylenblau auf die Mitochondrien wurde in diesem Ratgeber bereits thematisiert. Funktionieren diese Kraftwerke nicht mehr richtig, beeinträchtigt dies die gesamten Vorgänge im Organismus. Es geht also darum, die Mitochondrien wieder zu stärken und Probleme im Körper zu verbessern oder bestenfalls zu beseitigen. Ziel ist es, die Energieproduktion wiederherzustellen, denn wenn die Mitochondrienfunktion nicht mehr ausreicht, steht dem Körper für viele Prozesse weniger Energie zur Verfügung. Bemerkbar kann sich dies durch

- andauernde Müdigkeit,
- massive Erschöpfung bereits am Mittag,
- häufige Infekte,
- Depressionen,
- unerfüllten Kinderwunsch,
- Sodbrennen,
- Bluthochdruck und
- unklare Schmerzen

machen. In jungem Alter funktionieren unsere Mitochondrien einwandfrei und auch mit zunehmendem Alter regenerieren sie sich durch Zellteilung. Da die Mitochondrien ihre eigene DNA haben und Schädigungen dort speichern, geben sie diesen Mangel an neu gebildete Mitochondrien ab, weshalb es wichtig ist, diesen Verlust wiederherzustellen und den Heilungsprozess zu unterstützen. Die Gründe, die eine solche Dysfunktion verursachen, sind dabei ganz unterschiedlich, wie beispielsweise

- chronischer Stress,
- Einnahme unterschiedlicher Medikamente,
- Antibiotika,
- chronische Entzündungsherde,
- chronische Erkrankungen des Darmtrakts,
- Mikronährstoffmangel,
- Pestizide und Schwermetalle,
- mangelhafte Entgiftung des Körpers und
- Stoffwechselstörungen.

All dies trägt zu Entzündungen und oxidativem Stress im Körper bei. Der Körper kann dies über einen längeren Zeitraum kompensieren, doch diese Veränderungen breiten sich unbemerkt aus, bis der ständige Beschuss mit freien Radikalen die Mitochondrien zerstört und sichtbare Krankheiten auftreten. Da jede Zelle im Körper auf Mitochondrien angewiesen ist, wird die Zellfunktion bei Stress gestört. Die Folgen sind:

- die Hautzellen altern schneller,
- die Leberzellen können nicht mehr effektiv entgiften und
- die Muskelzellen verlieren ihre Funktion.

Ein weiteres Problem besteht darin, dass Mitochondrien nicht nur Energie produzieren, sondern auch den natürlichen Zelltod (Apoptose) verursachen, wenn die Zelle zusammenbricht. Dasselbe gilt auch für Krebszellen. Ungesunde Mitochondrien verlieren diese Fähigkeit, sodass Krebszellen überleben und sich vermehren können. Es ist also unerlässlich, etwas zu tun, damit die Mitochondrien wieder in ihren optimalen funktionstüchtigen Zustand zurückkehren.

Methylenblau besitzt die sagenhafte Eigenschaft, die Mitochondrien positiv zu beeinflussen, denn Methylenblau verbessert die Funktion der Mitochondrien, die auf natürliche Weise durch Zellatmung reaktive Sauerstoffspezies produzieren. Durch die Optimierung selbst wird der schädigende oxidative Stress im Körper reduziert, der eng mit der Zellalterung zusammenhängt.

Wie bereits erwähnt, nimmt mit zunehmendem Alter die Funktion der Mitochondrien ab, was zu einem Rückgang der Energiemenge im Körper und einer erhöhten Anfälligkeit für altersbedingte Krankheiten führt. Methylenblau unterstützt die Funktion der Atmungskette, indem es den Elektronentransport in den Mitochondrien verbessert und dadurch die Energieproduktion steigert. Die positiven Ergebnisse sind jedoch nicht nur eine verbesserte Mitochondrienfunktion, sondern Methylenblau kann auch die Bildung neuer Mitochondrien vorantreiben, da es die Expression von den Genen reguliert, die an der Bildung maßgeblich beteiligt sind. All diese Eigenschaften führen dazu, dass Methylenblau eine Dysfunktion hemmen kann und dies unweigerlich positive Auswirkungen auf den Zellalterungsprozess hat.

Zur besseren Veranschaulichung:

Die Hauptaufgabe der Mitochondrien, wie Sie bereits wissen, ist die Energieproduktion. Wenn Sie also Nahrung konsumieren, werden große Kohlenhydrat- und Fettmoleküle in einzelne Bausteine, genannt Glukose, zerlegt. Der Glukoseabbau kann sowohl aerob, also unter Beteiligung von Sauerstoff, als auch anaerob, ohne Beteiligung von Sauerstoff, erfolgen.

Der Glykolyse genannte und sauerstoffunabhängige Abbauweg führt zur Bildung des sogenannten Pyruvats, der Brenztraubensäure, die ein wichtiges Zwischenprodukt des Stoffwechsels ist und Verbindungen mit drei Kohlenstoffatomen enthält. Dies ist die erste Energie, mit der beispielsweise lebende rote Blutkörperchen oder normale Zellen mit einer Mitochondrienschädigung zurechtkommen müssen. Sind die Mitochondrien also geschädigt, erklärt dies die ständige Müdigkeit und Erschöpfung, weil dem Körper einfach nicht genug Energie zur Verfügung steht. Diese Energie wird auch extrem schnell freigesetzt, was bei intensiver Muskelaktivität wichtig ist, wenn es darum geht, in kurzer Zeit eine hohe Kraft zu entwickeln.

Das Pyruvat gelangt mit Hilfe von Sauerstoff über das Blut in die Zellen und wird dann durch das Enzym Pyruvatdehydrogenase in aktivierte Essigsäure, Acetyl-CoA genannt, abgebaut. Dieser Prozess erfordert Cofaktoren wie die Vitamine B1 und 2, Magnesium und Alpha-Liponsäure, eine schwefelhaltige Fettsäure. Sobald das Pyruvat in Essigsäure umgewandelt wurde, gelangt es in den Citratzyklus. Der Name dieses Stoffwechselwegs rührt daher, dass der Kreislauf kontinuierlich ist und immer die gleiche Säure produziert. Während dieses Zyklus zerfällt Acetyl-CoA und es entsteht Kohlendioxid, das Sie schließlich über die Lunge ausatmen.

Der im Citratzyklus freigesetzte Wasserstoff bindet an das Coenzym NAD (Nicotinamidadenindinukleotid), eine Form von Vitamin B3, die wiederum zu NADH wird, und FAD (Flavinadenindinukleotid), eine Form von Vitamin B2, die zu FADH2 wird. Beide Substanzen werden von der mitochondrialen Matrix, wo der Citratzyklus stattfindet, in die Atmungskette übertragen – ein Stoffwechselprozess, der in der Mitochondrienmembran stattfindet und als Endstadium des Glukoseabbaus gilt. Ziel ist es, zuvor gespeicherte glykolytische Energie in ATP umzuwandeln.

Nun kommt es zum Elektronentransport, den Methylenblau unterstützt. Enzyme der Atmungskette trennen Wasserstoff, also seine Elektronen, sowohl aus NADH als auch aus FADH2, transportieren sie in den Intermembranraum zwischen der inneren und äußeren Membran der Mitochondrien und speichern sie dort. NAD und FAD gehen zurück in die Glykolyse bzw. den Citratzyklus und alles beginnt von vorne. Währenddessen bewegen sich die zuvor getrennten Elektronen durch vier verschiedene Multi-Enzym-Komplexe im Intermembranraum und werden weiter aufgespalten, bis sie schließlich auf den Sauerstoff treffen, den Sie beim Einatmen aufnehmen und der von den roten Blutkörperchen zu Ihren Zellen transportiert wird.

Die Reaktion von Sauerstoff mit Wasserstoff führt zu einer modifizierten Sauerstoff-Wasserstoff-Reaktion und es entsteht ATP. Durch diese Reaktion werden bis zu 28 ATP-Moleküle freigesetzt, die den Erhalt der Zelle und all ihrer Funktionen gewährleisten.

Mithilfe von Methylenblau wird also der letzte Schritt der ATP-Produktion, die Atmungskette, durch den optimierten Elektronentransport verbessert, sodass sich die ATP-Synthese steigert. Wie bereits erwähnt, ist das ATP, genannt Adenosintriphosphat, die grundlegende Energiewährung der Zelle. Durch die Steigerung der ATP-Produktion trägt Methylenblau zur Verbesserung der körperlichen und kognitiven Leistungsfähigkeit bei.

Präventive Anwendungen von Methylenblau

Da Methylenblau insbesondere bei der Alzheimer-Krankheit und der Parkinson-Krankheit hilfreich ist, gibt es Hinweise darauf, dass es diese auch vorbeugen kann. Da Methylenblau die schädlichen Proteinplaques wie Beta-Amyloid-Plaques bei der Alzheimer-Krankheit oder Alpha-Synuclein-Aggregate bei der Parkinson-Krankheit verhindert und diese Proteinablagerungen charakteristisch für neurodegenerative Erkrankungen sind und zu neuronalen Schäden beitragen, ist anzunehmen, dass auch präventiv mit Methylenblau gegen die Bildung der Plaque vorgegangen werden kann. Hinzu kommt noch die Reduzierung von oxidativem Stress, der auch mit neurodegenerativen Erkrankungen wie

- Morbus Parkinson,
- Morbus Alzheimer,
- Chorea Huntington,
- Spinozerebelläre Ataxie (SCA) und
- Spinale Muskelatrophie (SMA)

in Verbindung gebracht und durch Methylenblau erheblich reduziert wird.

Es ist dennoch wichtig, zu beachten, dass Methylenblau nicht als Heilmittel für diese Erkrankungen, sondern eher als mögliche vorbeugende Maßnahme betrachtet werden sollte.

Methylenblau kann präventiv in vielerlei Hinsicht angewendet werden, unter anderem auch unterstützend für die Herzgesundheit und somit das gesamte Herz-Kreislaufsystem. Die möglichen positiven Auswirkungen von Methylenblau sind dabei:

- **Die Verbesserung der Durchblutung:** Methylenblau kann die Blutzirkulation verbessern, indem es die Produktion von Stickstoffmonoxid (NO) erhöht. NO ist ein Molekül, das die Blutgefäße erweitert und so den Blutfluss erhöht. Eine Verbesserung der Durchblutung kann die Versorgung des Herzens und anderer Gewebe mit Sauerstoff und Nährstoffen steigern.
- **Der Schutz vor oxidativem Stress:** Durch die antioxidativen Eigenschaften und die Neutralisierung freier Radikale wird der oxidative Stress gesenkt, welcher die Herz-Kreislauf-Gesundheit beeinträchtigen und zur Entstehung von Herzerkrankungen beitragen kann. Durch den Schutz vor oxidativem Stress kann Methylenblau die Herz-Kreislauf-Gesundheit unterstützen und das Risiko von Herzerkrankungen verringern.
- **Die Verbesserung der Mitochondrienfunktion:** Durch die Verbesserung der Funktion der Mitochondrien, die natürlicherweise auch für die Energieproduktion im Herzmuskel verantwortlich sind, kann die Energiezufuhr mithilfe von Methylenblau zum Herzen optimiert und dessen Funktion unterstützt werden.
- **Die Hemmung von Blutgerinnseln:** Methylenblau kann Blutgerinnsel hemmen, indem es die Aktivität von Gerinnungsfaktoren verringert. Dadurch kann das Risiko thrombotischer Ereignisse wie Herzinfarkt oder Schlaganfall verringert werden.

Doch nicht nur auf das Herz-Kreislaufsystem hat Methylenblau präventive Eigenschaften und Wirkungen, sondern es kann durch verschiedene Mechanismen eine gesunde Hautalterung fördern. Nachfolgend sind einige mögliche Auswirkungen von Methylenblau auf die Hautalterung:

- **Antioxidative Wirkung:** Auch hier spielt die antioxidative Wirkung von Methylenblau und damit die Neutralisierung eine sehr wichtige Rolle, denn oxidativer Stress ist eine der Hauptursachen für die Hautalterung, da er die Kollagen- und Elastinproduktion stört und zu vorzeitiger Faltenbildung, Pigmentierung und einem Verlust der Hautelastizität führt. Durch den Schutz vor oxidativem Stress kann Methylenblau dazu beitragen, die Hautalterung zu verlangsamen.

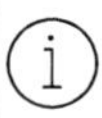

Definition Kollagen und Elastin:

Wenn Sie an jugendliche und frische Haut denken, kommt Ihnen vielleicht das Schlüsselwort „Kollagen" in den Sinn. Das Kollagen ist ein Protein und ein beliebter Anti-Aging-Wirkstoff, der dafür sorgt, dass die Haut ihre Spannkraft hat. Haben Sie dennoch gewusst, dass Kollagen einen geheimen Freund hat? Sein Gegenstück ist Elastin, das eine ebenso wichtige Rolle bei der Erhaltung unseres Bindegewebes spielt.

Elastin ist wie Kollagen ein körpereigenes Protein. Im Gegensatz zu Kollagen, das Festigkeit verleiht, sorgt Elastin beim Bindegewebe für die nötige Elastizität. Stellen Sie sich die beiden als eine Art Partner vor: Kollagen bietet Unterstützung und Elastin ermöglicht die Ausdehnung und Bewegung der Organe. Diese beiden Proteine ergänzen einander.

Elastin wird hauptsächlich in unserer Lunge, unserem Herzen und unserer Haut verwendet. Vor allem die Haut benötigt dieses Eiweiß, um die Flexibilität zu bewahren und wieder in Form zu kommen, beispielsweise nach einem Lächeln oder einer Grimasse. Doch mit zunehmendem Alter lässt die Elastizität unseres Körpers nach.

Die Haut wird schwächer, trockener und faltiger. Dieser Prozess ist natürlich und (leider) unvermeidlich. Sie können den Alterungsprozess jedoch verlangsamen, indem Sie Ihrem Körper mithilfe von Nahrungsergänzungsmitteln und Hautpflegeprodukten wieder Elastizität verleihen, oder eben auch mit Methylenblau.

- **Verbessert die Funktion der Mitochondrien:** Da die Mitochondrien und deren Funktionalität dafür sorgen, dass die Hautzellen mit Energie versorgt werden und ihre Funktion aufrechterhalten wird, ist eine optimale Mitochondrienfunktion dafür sehr wichtig und bedeutsam, weswegen auch hier wieder dem Methylenblau in Bezug auf die Hautalterung eine große Bedeutung zukommt. Durch die Verbesserung der Mitochondrienfunktion trägt Methylenblau zur Erhaltung der Hautgesundheit und zur Reduzierung von Alterserscheinungen bei.

- **Stimuliert die Kollagenproduktion:** Dass Kollagen für eine gesunde und junge Haut unerlässlich ist, wurde soeben erwähnt, und Methylenblau hat die großartige Eigenschaft, die Produktion von Kollagen zu stimulieren, sodass dieses wichtige Strukturprotein der Haut auch weiterhin Festigkeit und Elastizität und damit ein gesundes Strahlen verleiht. Durch die Stimulierung der Kollagenproduktion kann Methylenblau dazu beitragen, das Auftreten von Falten zu reduzieren und eine straffere, jugendlichere Haut zum Vorschein zu bringen.
- **Hemmt Melanin:** Methylenblau kann die Produktion von Melanin, dem Pigment, das der Haut die Farbe verleiht, hemmen. Eine Überproduktion von Melanin kann zu Verfärbungen und einem ungleichmäßigen Hautton führen, was die Hautalterung beschleunigen kann. Durch die Hemmung der Melaninproduktion trägt Methylenblau zu einem gleichmäßigeren Hautton bei und reduziert das Auftreten von Altersflecken und Pigmentstörungen.

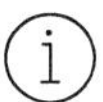

Definition Melanin:

Das Pigment Melanin verleiht sowohl der Haut als auch dem Haar seine Farbe. Es gibt einen Unterschied zwischen Phäo- und Eumelanin: Eumelanin bewirkt, dass Haut und Haare braun bis schwarz werden und Phäomelanin erzeugt eine rote bis gelbe Farbe. Es gibt auch ein weiteres Melanin namens Allomelanin, das hauptsächlich in pflanzlichen Mikroorganismen und Pilzen vorkommt. Jeder Mensch hat eine einzigartige Zusammensetzung aus zwei Arten von Melanin. Dadurch werden die Haut- und die Haarfarbe bestimmt. Die Augenfarbe hängt auch von der Menge und Art des Melanins ab, das der Körper produziert. Melanin ist normalerweise gleichmäßig in der Haut verteilt. Wenn dies gehäuft an bestimmten Hautstellen auftritt, entstehen dunkle Flecken. Bekannt ist dieses Phänomen beispielsweise als

- Muttermale und Leberflecken,
- Sommersprossen oder Altersflecken.

Eine Überproduktion von Melanin kann unerwünschte Folgen haben. Unter dem Einfluss starker Sonneneinstrahlung kann es durch eine übermäßige Melaninproduktion an den betroffenen Stellen zu Verfärbungen in Form von Altersflecken kommen. Obwohl diese Flecken in den meisten Fällen harmlos sind, empfinden sie viele Betroffene als lästige Makel. Darüber hinaus können dunkle Flecken, die durch eine Überproduktion von Melanin verursacht werden, ein Warnzeichen sein und sollten überwacht werden. Wenn Sie ungewöhnliche Pigmentveränderungen in Ihrer Haut, Flecken, die sich in Größe, Form oder Farbe verändern, Juckreiz oder Blutungen bemerken, sollten Sie einen Dermatologen aufsuchen.

- Hemmt Entzündungen: Methylenblau hat entzündungshemmende Eigenschaften und kann helfen, Hautentzündungen zu reduzieren. Entzündungen spielen eine Rolle bei der Hautalterung und können zu Rötungen, Reizungen und anderen Hautproblemen führen. Durch die Reduzierung von Entzündungen kann Methylenblau zur Verbesserung der Hautgesundheit beitragen.

All dies zeigt immer deutlicher, wie Methylenblau positiv und präventiv auf verschiedene Körperprozesse und Vorgänge wirken kann. Daher sollten wir uns dies zunutze machen.

Integration von Methylenblau in präventive Routinen

Um Methylenblau präventiv sowohl gegen Krankheiten und oxidativen Stress als auch gegen das vorzeitige Altern einzusetzen, empfiehlt sich die Dosierung wie in Kapitel „5.2 Empfohlene Dosierung" beschrieben. Das heißt, Sie können sich entweder für

- 10 mg pro Tag auf mehrere Dosen verteilt,
- 2 mg pro Kilogramm Körpergewicht auf mehrere Dosen verteilt oder
- die Einnahme von 10 Tropfen am Morgen und 10 Tropfen am Abend, bis Sie sich auf 30 Tropfen sowohl morgens als auch abends steigern, wenn Sie langsam anfangen möchten,

entscheiden. Wichtig ist, dass Sie ganz auf Ihren Körper hören und alle Signale wahrnehmen. Es ist auf jeden Fall zu empfehlen, mit einer geringen Dosis zu beginnen, um mögliche Reaktionen des Körpers wieder einzudämpfen, denn eine niedrigere Dosis ist schneller wieder aus dem Körper raus als eine höhere Dosis. Auch hier gilt wieder, dass Sie zu Ihrer eigenen Sicherheit vorher einen Arzt konsultieren, den Sie über alle Beschwerden, Krankheiten oder die Einnahme von anderen Präparaten in Kenntnis setzen, sodass Sie eine passende Dosierung für Ihre ganz eigenen Bedürfnisse erhalten, sofern Methylenblau für Sie auch in Frage kommt.

Damit Sie mit einer guten Gesundheit und einem langen Leben gesegnet sind, kommt es nicht nur darauf an, ob Sie Methylenblau verwenden, sondern viele weitere Faktoren spielen dabei eine große Rolle, davon sind diese drei die wichtigsten:

- die Ernährung
- die sportliche Aktivität
- das psychische Wohlbefinden

Die Ernährung, die Bewegung und Ihr psychisches Wohlbefinden sind maßgeblich an der Gesundheit und der Erhaltung dieser beteiligt und auf all diese drei Dinge haben Sie persönlich Einfluss.

Die Ernährung in Bezug auf die Gesundheit

Die Ernährung ist maßgeblich für fast alles verantwortlich, was im Körper passiert. Die meisten Krankheiten und damit die größten Feinde der Gesundheit hängen mit einer zu kohlenhydratreichen Ernährung zusammen.

- Industriezucker,
- Weißmehlprodukte,
- Süßigkeiten und
- zuckerhaltige Getränke

sind nur einige der vielen Produkte, die es zu meiden gilt, da sie den Körper unnötig belasten, keine Mikronährstoffe liefern, sondern für oxidativen Stress sorgen. Stattdessen sollten Sie zu saisonalem Obst, Gemüse und zu Vollkornprodukten greifen, die den Körper weniger belasten und zudem mit wichtigen Nährstoffen versorgen. Eine optimale Ernährung mit allen Nährstoffen könnte für einen Tag wie folgt aussehen:

Frühstück

Porridge mit Früchten
Zutaten:

- 200 ml Pflanzenmilch, wie Mandelmilch oder Hafermilch
- 50 g Haferflocken
- eine Handvoll gefrorener Himbeeren
- eine Nektarine
- Optional: Erdmandelflocken und Weizenkeime

Anleitung:
Bringen Sie in einem Topf die Milch, die Haferflocken und die Himbeeren zum Kochen. Nehmen Sie dann den Topf vom Herd und lassen Sie das Ganze etwa 3 Minuten ziehen. Schneiden Sie in dieser Zeit die Nektarine klein und geben Sie alles in einen tiefen Teller oder eine Müslischale. Wenn Sie möchten, können Sie noch einen Esslöffel Erdmandelflocken und einen Teelöffel Weizenkeime hinzufügen.

Vormittagssnack

Eine Handvoll Nüsse

Mittagsessen

Grüner Smoothie

Geben Sie die folgenden Zutaten in einen Mixer:

- Eine Handvoll Spinatblätter
- eine Mango
- zwei Blätter Grünkohl oder zwei Blätter Mangold
- eine halbe Gurke
- eine Handvoll Heidelbeeren
- etwas Petersilie
- 2 Esslöffel Leinöl
- 250 ml Wasser

Pürieren Sie alles auf höchster Stufe etwa eine Minute lang.

Nachmittagssnack

Eine Banane oder eine Avocado

Abendessen

Gemüsebowl mit Quinoa

Zutaten:

- eine Tasse Quinoa
- ein Brokkoli
- eine Zucchini oder auch grüner Spargel in der Saison
- eine kleine Dose Mais
- eine Süßkartoffel
- zwei Karotten
- Pistazien

Anleitung:

Bereiten Sie die Quinoa gemäß Packungsbeilage zu. Dünsten Sie den Brokkoli zusammen mit der Zucchini in Olivenöl. Die kleingeschnittene Süßkartoffel und die Karotten beträufeln Sie mit Olivenöl auf einem Backblech und schieben das Ganze etwa 20 bis 30 Minuten bei 200 Grad Ober-/Unterhitze in den Ofen. Tropfen Sie den Mais ab und schälen Sie einige Pistazien. Wenn alles fertig ist, geben Sie die Quinoa in die Mitte des Tellers uns drapieren Sie das Gemüse darum. Streuen Sie noch im letzten Schritt die Pistazien darüber.

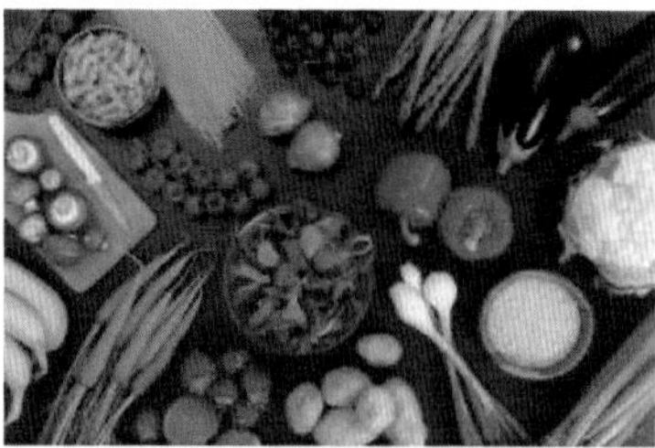

Natürlich gehört zu einer richtigen Ernährung auch, ausreichend Wasser zu trinken. Unser Körper besteht zu 60–80 % und unser Blut zu 90 % aus Wasser. Nur wenn wir über genügend Flüssigkeit verfügen, kann der Körper zusammen mit dem Blut Sauerstoff und alle wichtigen

Nährstoffe zu Zellen und Organen transportieren und so ihre Funktionen aufrechterhalten.

Beispielsweise kann ein Mangel dazu führen, dass sich das Blut verdickt, sodass das Herz mehr arbeiten muss, um Blut durch die Venen zu pumpen.

Im Alltag äußert sich dies in Kopfschmerzen, verminderter Arbeitsleistung und im schlimmsten Fall kann es zu Blutgerinnseln und Thrombosen kommen.

Daher empfiehlt es sich, täglich mindestens 1,5 Liter, besser noch 2 Liter, Flüssigkeit in Form von Wasser oder ungesüßtem Tee zu sich zu nehmen. Sollten Sie Probleme haben, auf die entsprechende Menge am Tag zu kommen oder schmeckt Ihnen Wasser nicht, können Sie auf folgende Tipps zurückgreifen:

- Stellen Sie sich einen Wecker, der Sie alle ein bis zwei Stunden daran erinnert ein Glas Wasser zu trinken.
- Peppen Sie Ihr Wasser auf mit verschiedenem Obst und Zitrusfrüchten, so schmeckt das Wasser nicht mehr ganz so langweilig. Fügen Sie auch gerne Basilikum oder frische Minze hinzu.
- Installieren Sie sich eine Trink-App auf Ihr Handy, welche Sie ähnlich wie ein Wecker an das Trinken erinnert.
- Verwenden Sie große Gläser und befüllen Sie dieses neu, wenn Sie es ausgetrunken haben.
- Haben Sie Ihr Wasser immer griffbereit
- Kochen Sie sich einen Liter Tee in einer Thermoskanne auf, süßen Sie diesen jedoch nicht.
- Starten Sie Ihren Tag mit einem Glas warmen Wasser und beenden Sie Ihren Tag mit einem Glas Wasser.

Die sportliche Aktivität in Bezug auf die Gesundheit

Sport ist sehr kraft- und wirkungsvoll, nicht nur für den Körper, sondern auch für die Psyche, denn Sport und Bewegung tragen zur Verbindung von Körper und Geist bei, der Gedankenfluss wird unterbrochen, da Stresshormone und die damit verbundene innere Anspannung abgebaut werden können. Regelmäßige Bewegung stimuliert insbesondere den präfrontalen Kortex, der in Zeiten von Stress und verminderter Aktivität oft überaktiv ist und zu einem endlosen Grübeln und Gedankenkarussell führt. Darüber hinaus werden Glückshormone ausgeschüttet: Serotonin und Endorphine, die ebenfalls Cortisol neutralisieren und das Stresslevel senken.

Welchen Sport Sie machen, ist dabei ganz Ihnen überlassen. Es kann Yoga, Kraftsport, Joggen, Reiten, Schwimmen oder einfach nur ein schnelleres Gehen sein. Die Hauptsache ist, dass Sie Ihren Puls etwas beschleunigen, und dies vorzugsweise drei- bis viermal die Woche, während Sie an den anderen

Tagen gerne ein wenig spazieren gehen können, denn die Verbindung mit der Natur wirkt wahre Wunder auf allen Ebenen.

Das psychische Wohlbefinden in Bezug auf die Gesundheit

Um den Körper optimal zu unterstützen, ist es besonders wichtig, Stress abzubauen, da Stress eine der Hauptursachen für andere Krankheiten wie Magen-Darm-Erkrankungen, Entzündungen und Stoffwechselerkrankungen ist. Das durch Stress vermehrt in den Nebennieren produzierte und ausgeschüttete Hormon Cortisol kann im schlimmsten Fall zu einer drastischen Steigerung der Infektanfälligkeit, zu Symptomen einer Reizdarmerkrankung und zu Schlaflosigkeit führen. Darüber hinaus führt zu viel Cortisol zu Depressionen, starker Schmerzempfindlichkeit und einem Diabetesrisiko.

Glücklicherweise gibt es viele Möglichkeiten, Stress abzubauen und Ihrem Körper Ruhe zu verschaffen. Nachfolgend sind einige Tipps:

- Bewegen Sie sich: Wie unter dem Punkt „Die sportliche Aktivität in Bezug auf die Gesundheit" beschrieben, senkt Sport Stresshormone und beruhigt zudem den Geist. Selbst 30 Minuten können hier schon ausreichen. Wenn Sie es mit Spaß verbinden möchten, machen Sie sich Ihre Lieblingsmusik an und tanzen Sie durch die Wohnung.
- Versuchen Sie sich in Yoga: Yoga lokalisiert bewusst Spannungsbereiche. Der Schwerpunkt liegt auf der Wahrnehmung Ihrer selbst und Ihres Körpers. Genau wie beim Sport wird ein Botenstoff ausgeschüttet: Gamma-Aminobuttersäure oder kurz GABA. Es ist für den Abbau von Stresshormonen und die Verringerung der Anzahl der Neuronen im Gehirn verantwortlich. Bereits 10 Minuten am Tag reichen aus, um positive Effekte zu spüren und zu fördern.
- Atmen Sie Ihren Stress einfach weg: Wenn es etwas gibt, das in der Anwendung so simpel und seiner Wirkung unfassbar kraftvoll ist, dann ist es unser Atem. Eine tiefe und langsame Bauchatmung signalisiert dem Gehirn, dass alles in Ordnung ist. Probieren Sie daher gerne die 4-7-8-Methode aus, die sich als sehr wirksam erwiesen hat.

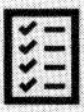

Anleitung für die 4-7-8-Atmung:

- Atmen Sie 4 Sekunden lang ein,
- halten Sie den Atem 7 Sekunden lang an und
- lassen Sie den Atem dann 8 Sekunden lang ruhig aus Ihrem Mund strömen.
- Wiederholen Sie diese Übung 10-mal oder so lange, bis Sie merken, dass Sie sich entspannen und ruhiger werden.

- Meditieren Sie: Meditation kann unsere Emotionen nachhaltig positiv beeinflussen und unsere Gefühlswelt neugestalten, indem sie das limbische System trainiert, das System, das für die Verarbeitung unserer Emotionen verantwortlich ist. Der Geist und der Körper beruhigen sich, es durchströmt Sie eine tiefe Entspannung und ein neues Bewusstsein entsteht für Sie und Ihren Körper. Wenn Sie nicht schon meditieren, probieren Sie es aus und machen Sie sich dieses kraftvolle Tool zunutze.

Audiodatei 1

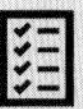

Anleitung für eine Meditation:

Setzen Sie sich bequem auf einen Stuhl oder ein Sofa und stellen Sie beide Füße auf den Boden. Ziehen Sie Ihre Schultern nach hinten und stellen Sie sich vor, dass ein unsichtbarer Faden, der durch die Mitte Ihres Kopfes verläuft, Sie nach oben zieht, sodass sich Ihre Wirbelsäule aufrichtet und die Energie frei fließen kann. Legen Sie Ihre Hände auf Ihre Knie oder Beine und schließen Sie die Augen. Konzentrieren Sie sich nun auf Ihre Atmung. Atmen Sie langsam und tief durch die Nase ein, sodass sich die Bauchdecke hebt, und lassen Sie den Atem durch den Mund wieder entweichen. Versorgen Sie Ihren Körper mit jedem Einatmen mit frischem Sauerstoff und lösen Sie mit jedem Ausatmen die Belastungen und negativen Gedanken, die Ihnen nicht mehr dienen. Wiederholen Sie dies noch einige Male und lassen Sie dann zu, dass sich Ihre Atmung wieder normalisiert. Konzentrieren Sie sich auf Ihre Füße und stellen Sie sich wunderschöne Lichtwurzeln vor, die von Ihren Füßen in den Boden wachsen, immer tiefer, bis sie den Kern der Erde erreichen. Spüren Sie Ihre Verbindung zu Mutter Erde, die Sie unterstützt, umarmt und trägt und durch ihre leuchtende Quelle all Ihre Ressourcen, Kraft und Stabilität ermöglicht. All diese Qualitäten ziehen Sie jetzt durch Ihre Lichtwurzeln hoch bis in Ihr Herz. Ihr Herz wächst und dehnt sich weiter aus. Spüren Sie die Liebe, die in Ihrem Herzen lebt, lassen Sie sie immer stärker werden und richten Sie Ihren Blick aus Ihrer Verbindung mit Mutter Erde auf den Punkt zwischen den Augenbrauen, auf das dritte Auge. Halten Sie Ihren Blick nach oben gerichtet und stellen Sie sich wunderschönes goldweißes Licht vor, das durch Ihr drittes Auge aus dem Universum austritt und Ihren gesamten Körper umgibt. Lassen Sie es durch Ihren Kopf, durch Ihre Arme, Ihr Herz, durch Ihren Oberkörper und Unterkörper bis zu Ihren Füßen fließen. Spüren Sie die heilende Energie, die jede Ihrer Zellen umgibt und Informationen über „Gesundheit" übermittelt. Lassen Sie zu, dass sich dieses Licht weiter ausdehnt, bis es Ihren Körper verlässt und den Raum ausfüllt, in dem Sie sich gerade befinden. Bleiben Sie eine Weile mit der Erde und dem Universum, diesen beiden mächtigen Energien, verbunden und atmen Sie erneut tief ein, wenn Sie das Bedürfnis verspüren. Atmen Sie nun durch den Bauch ein und durch den Mund aus, um langsam wieder zurückzukehren. Schließen Sie die Meditation mit einem Lächeln und der Gebetshaltung vor Ihrem Herzen ab.

Audiodatei 2

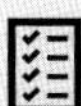

Anleitung Tagesritual:

Eine Inspiration für ein Tagesritual zur Prävention unter Einbindung von Methylenblau, dem Lebensstil und der Ernährung

• Sobald Sie morgens aufwachen, bleiben Sie noch einige Minuten liegen und stimmen sich auf den kommenden Tag ein, denn der Start in den Tag setzt den Grundpfeiler des restlichen Tages. Schließen Sie daher noch einmal einen Moment die Augen und gehen Sie Ihren perfekten Tag visuell durch. Bedienen Sie sich dabei an folgenden Fragen:

Was frühstücken Sie? Was ziehen Sie heute Hübsches an?

Welche tollen Erlebnisse warten auf Sie? Wie sieht Ihr perfekter Tag heute aus?

Mit welchem Gefühl möchten Sie heute durch Ihren Tag gehen?

Welche gesunden Mahlzeiten bereiten Sie sich heute zu?

Welcher sportlichen Betätigung möchten Sie heute nachgehen?

Mit welchem Gefühl möchten Sie heute Abend zu Bett gehen?

• Trinken Sie auf leeren Magen ein Glas warmes Wasser mit einer halben Zitrone, etwas Honig und Cayennepfeffer. Das warme Wasser stresst Ihren Magen direkt am Morgen nicht, da es nicht zuerst auf Körpertemperatur aufgewärmt werden muss, die Zitrone liefert Antioxidantien, der Honig spendet entzündungshemmende Substanzen und der Cayennepfeffer bringt Ihren Kreislauf in Schwung. Wenn Sie zu denen gehören, die frühstücken, bereiten Sie sich ein leckeres Porridge mit frischen Beeren oder ein Vollkornbrot mit Avocado und Tomaten zu. Alternativ können Sie auch einen grünen Smoothie mixen, dieser vereint viele Mineralien, Mikronährstoffe und Antioxidantien.

• Stellen Sie sich Ihren Wecker auf 09:00 Uhr, nehmen Sie die erste Dosis Methylenblau ein und haben Sie des Weiteren auch den Wecker auf 18:00 Uhr für die zweite Dosis gestellt. Machen Sie in Ihrer Mittagspause die 4-7-8-Atmung, um Entspannung in den Organismus zu bringen. Gehen Sie nach der Arbeit eine Runde spazieren oder betätigen Sie sich sportlich, um alles, was sich im Laufe des Tages angesammelt hat, loszulassen. Wenn Sie möchten, beenden Sie den Tag mit einer Meditation, oder zählen Sie fünf Dinge auf, für die Sie heute dankbar sind, das lässt Sie mit einem guten Gefühl in den Schlaf sinken.

Forschungslücken und zukünftige Entwicklungen

Obwohl Methylenblau mit 150 Jahren schon etwas älter ist, gibt es hinsichtlich der Methylenblau-Forschung noch einige Lücken und viele offene Fragen und Bereiche, die weiterer Forschung bedürfen. Zu diesen Forschungslücken gehören vor allem:

Die Langzeitwirkungen

Über die Langzeitwirkungen von Methylenblau liegen nur begrenzte Informationen vor, insbesondere bei der Anwendung über einen längeren Zeitraum und auch bei älteren Personen sowie Kindern. Ob es im Körper negative Auswirkungen hat, wenn Methylenblau länger eingenommen wird, ist nicht vollständig geklärt, daher sind weitere Studien erforderlich, um die langfristige Sicherheit und Verträglichkeit von Methylenblau zu bewerten.

Die Dosierung und die Anwendung

Die optimale Dosierung und Anwendung von Methylenblau bei der Behandlung verschiedener Krankheiten ist noch nicht vollständig geklärt. Auch gibt es noch keine wirklichen Hinweise, ab wann eine Dosis wirklich gesundheitsschädlich ist. Da bei schwangeren und stillenden Frauen hinsichtlich der gefahrlosen Einnahme ebenfalls noch keine Studien durchgeführt wurden, sind definitiv weitere Untersuchungen erforderlich, um die geeignete Dosierung und Anwendung sowohl für bestimmte Indikationen als auch bestimmte Personengruppen zu bestimmen.

Wechselwirkungen und Nebenwirkungen

Es liegen nur wenige Informationen über mögliche Wechselwirkungen von Methylenblau mit anderen Arzneimitteln oder über mögliche Nebenwirkungen vor. Obwohl es zu den Serotonin-Wiederaufnahmehemmer, den Monoaminoxidasehemmer und den Serotonin-Noradrenalin-Wiederaufnahmehemmer Forschungsergebnisse gibt, die besagen, dass diese nicht gemeinsam mit Methylenblau eingenommen werden dürfen, gibt es noch zahlreiche andere Medikamente auf dem Markt, zu denen jegliche Resultate fehlen. Dies ist mit Nebenwirkungen derselbe Fall, weswegen es wichtig ist, noch tiefer einzutauchen, damit Methylenblau zu einem sehr sicheren alternativen Mittel wird.

Wirkmechanismus

Obwohl Methylenblau in vielen medizinischen Bereichen eingesetzt wird und seine Wirkung wirklich herausragend ist, vor allem in Bezug auf die neurodegenerativen Erkrankungen, Depressionen, Krebs und der Zellalterung, ist sein genauer Wirkmechanismus und sein vollständiges Potenzial noch nicht vollständig geklärt. Aus diesem Grund sollten auch hier noch weitere Forschungen vorangetrieben werden, um die zugrunde liegenden Mechanismen aufzuklären und den genauen Wirkungsmechanismus von Methylenblau zu bestimmen. So erhält Methylenblau die Möglichkeit, noch bei vielen anderen Krankheiten als wirkungsvolles Mittel zu fungieren.

Klinische Studien

Obwohl es einige vielversprechende Ergebnisse aus Labor- und Tierstudien gibt, sind weitere klinische Studien erforderlich, um die Wirksamkeit von Methylenblau zur Behandlung verschiedener Krankheiten beim Menschen zu bestätigen.

Um die Sicherheit und Wirksamkeit von Methylenblau zu bewerten, sind große, randomisierte, kontrollierte Studien am Menschen und weniger am Tier erforderlich.

Bezüglich der präventiven Wirksamkeit von Methylenblau bei der Behandlung verschiedener Krankheiten gab und gibt es bereits einige Studien, die dies untersuchen. Da sich Methylenblau bei der Behandlung einer Reihe von Krankheiten als vielversprechend erwiesen hat, liefert es Hinweise darauf, dass es auch vorbeugende Eigenschaften haben könnte. Zu folgenden Bereichen könnte es zukünftige tiefergehende Forschungen geben:

- **Neurodegenerative Erkrankungen:** Methylenblau hat neuroprotektive Eigenschaften und kann daher zur Vorbeugung neurodegenerativer Erkrankungen wie der Alzheimer-Krankheit, der Parkinson-Krankheit und der Huntington-Krankheit beitragen. Zukünftige Forschungen könnten die präventive Wirkung von Methylenblau auf diese Krankheiten untersuchen, sodass es erst gar nicht zu diesen kommt, beziehungsweise nur sehr langsam.
- **Krebs:** Dass Methylenblau krebshemmende Eigenschaften hat, wurde bereits im Kapitel „1.3 Anwendungsgebiete in Medizin und Forschung" näher beschrieben. Methylenblau verbessert den Sauerstofftransport und könnte Krebszellen wieder in normale Zellen umwandeln. Dafür sind jedoch zukünftige Forschungen notwendig, die weiterhin untersuchen könnten, ob Methylenblau auch zur Vorbeugung bestimmter Krebsarten beitragen kann, indem es das Wachstum von Krebszellen hemmt oder das Immunsystem stärkt.

- **Infektionskrankheiten:** Aufgrund der antibakteriellen Eigenschaften von Methylenblau kann es zur Vorbeugung von Infektionskrankheiten beitragen, damit diese sich erst gar nicht im Körper ansiedeln und entwickeln. Zukünftige Forschungen könnten die vorbeugende Wirkung von Methylenblau auf Infektionen wie bakterielle oder virale Infektionen untersuchen und dabei auch die optimale Dosierung festlegen.
- **Herz-Kreislauf-Erkrankungen:** Methylenblau verbessert nachweislich die Durchblutung und den Sauerstofftransport. Zukünftige Forschungen könnten untersuchen, ob Methylenblau dabei helfen kann, Herz-Kreislauf-Erkrankungen wie Herzinfarkt und Schlaganfall vorzubeugen.

Die zukünftigen Entwicklungsaussichten für den Einsatz von Methylenblau in der Krankheitsprävention sind sehr vielversprechend. Neben den neurodegenerativen Erkrankungen wie Alzheimer und Parkinson, der Bekämpfung von Antibiotikaresistenzen, der Krebsbehandlung und der Behandlung von Depressionen und Angststörungen kann Methylenblau zu einem erfolgreichen Mittel werden, sowohl zu Prävention als auch zur Heilung, wenn es noch tiefer erforscht und untersucht wird.

Integration von Methylenblau in den Alltag

Etwas Neues in den bestehenden Alltag zu integrieren, ist nicht immer einfach und bedarf manchmal etwas Zeit, doch letztendlich besteht das Ziel immer darin, die neue Gewohnheit zu einem festen Bestandteil Ihres Lebens zu machen, sodass Sie sich nicht ständig deswegen anstrengen und dazu zwingen müssen.

Wie immer im Leben spielt Motivation eine wichtige Rolle. Je stärker das „Warum" einer Gewohnheit ist, desto wahrscheinlicher ist es, dass Sie Erfolg haben.

Die „Warum"-Frage ist also der wahre Grund, warum wir eine neue Gewohnheit entwickeln wollen.

Beispiel:

Wir putzen unsere Zähne, um unseren Mund frisch zu halten und Karies vorzubeugen, nicht um des Zähneputzens willen. Wir entscheiden uns für eine gesündere Ernährung, um uns besser zu fühlen oder Gewicht zu verlieren, nicht wegen des Essens.

Das „Warum" ist also zunächst sehr wichtig. Stellen Sie sich also die Fragen:

„Warum möchte ich Methylenblau einnehmen?"
„Was möchte ich mit der Einnahme erreichen?"
„Wie kann ich diese Einnahme am einfachsten gestalten?"

Vielleicht haben Sie bereits präventive Routinen, wie das Trinken eines Glas Wassers mit Zitrone und Honig, oder Sie nehmen täglich Nahrungsergänzungsmittel ein. Wichtig ist vor allen Dingen, dass Sie das Methylenblau sichtbar platzieren und bereits das Glas so hinstellen, dass Sie es keinesfalls vergessen können. Achten Sie dennoch darauf, dass das Methylenblau nicht einer direkten Sonneneinstrahlung ausgesetzt und außerhalb der Reichweite von Kindern ist. Sollte dies nicht umsetzbar sein oder haben Sie ein besseres Gefühl dabei, wenn es sicher in einem Schrank steht, schreiben Sie einen Zettel „Methylenblau nehmen" und legen Sie diesen direkt neben das dafür vorgesehene Glas.

Weitere Tipps sind unter anderem:

- **Die Tablettendose:** Falls Sie neben Methylenblau noch weitere Medikamente, Nahrungsergänzungsmittel oder andere pflanzliche Präparate einnehmen, so empfiehlt sich die Tablettendose mit den Fächern „Morgens", „Mittags", „Abends" und „Nachts". Sollten Sie das Methylenblau in Tablettenform einnehmen, ist diese Lösung ideal. Bei einer flüssigen Darreichungsform können Sie auch in das entsprechende Fach einen blauen Zettel hineinlegen.
- **Stellen Sie sich einen Wecker:** Auch wenn es einfach klingt, so machen viele Menschen dies nicht. Gehören Sie jedoch zu den Menschen, die eher unregelmäßig an die Einnahme denken, so stellen Sie sich doch einfach einen Wecker. Es gibt auch eine Tablettendose mit Alarm, so sind die ersten beiden Tipps abgedeckt.
- **Nutzen Sie spezielle Apps:** Es gibt kostenlose Apps, die die gleiche Funktionsweise wie die Tablettendose mit Alarm besitzen. Sie können individuell einstellen, wann Sie etwas nehmen möchten, und entsprechend ertönt ein Signal, welches Sie daran erinnert, dass die nächste Dosis fällig ist.

Damit Sie die optimalen Ergebnisse erzielen und weiterhin unerwünschte Wechselwirkungen vermeiden, ist es sehr wichtig, regelmäßig verschriebene Medikamente zu den empfohlenen Zeiten einzunehmen und das Methylenblau daran anzupassen. Denken Sie in diesem Zuge auch daran, zuerst Ihren Arzt zu kontaktieren und um Rat zu fragen, ob und wie Sie das Methylenblau einnehmen dürfen, wenn Sie an bestimmten Dysfunktionen leiden und anderweitig Medikamente einnehmen. Sie sollten Ihre Sicherheit und Ihr Wohlbefinden immer an erster Stelle stehen haben.

Gesundheit als höchstes Gut

Niemand kann Sie besser kennen oder besser wissen, was Sie brauchen, um gesund zu werden und auch zu bleiben, als Sie selbst. Gesundheit ist unser wertvollstes Gut und sollte stets unsere Aufmerksamkeit erhalten. Neben den vielen Medikamenten, die auf dem Markt sind, gibt es auch sehr viele alternative Mittel, die sowohl zur Behandlung bestehender Krankheiten als auch zur Prävention geeignet sind und zudem bei korrekter Anwendung viel umfassender auf den gesamten Organismus einwirken, als es herkömmliche Medikamente tun, die meist auch lediglich symptomatisch im Körper arbeiten.

Bei Methylenblau handelt es sich um ein äußerst vielseitiges und vielversprechendes Mittel, das in vielen verschiedenen Bereichen eingesetzt werden kann. Von neurologischen Anwendungen bis hin zur Forschung hat Methylenblau großes Potenzial bei der Behandlung von Krankheiten und der Verbesserung unseres Verständnisses biologischer Prozesse gezeigt. Bedenken Sie jedoch, dass Methylenblau ein sehr wirksames Arzneimittel ist und bestenfalls unter ärztlicher Aufsicht angewendet werden sollte, insbesondere, wenn Sie es für medizinische Zwecke verwenden möchten. Die richtige individuelle Dosierung und Anwendung sind wichtig, um eine maximale Wirksamkeit und minimale Nebenwirkungen zu gewährleisten. Wir hoffen, dass Sie in diesem Praxisbuch wertvolle Informationen und Ratschläge erhielten, die Ihnen dabei helfen, eine fundierte Entscheidung über die Verwendung von Methylenblau zu treffen.

Wir wünschen Ihnen viel Erfolg bei Ihrer weiteren Erforschung und der Anwendung von Methylenblau!